临床常见病症中医辨治思路与方法

马素红　等/主编

中国纺织出版社有限公司

图书在版编目（CIP）数据

临床常见病症中医辨治思路与方法 / 马素红等主编
.--北京：中国纺织出版社有限公司，2020.7（2023.5 重印）
　ISBN 978-7-5180-7498-3

　Ⅰ.①临… 　Ⅱ.①马… 　Ⅲ.①辨证论治 　Ⅳ.
①R241

中国版本图书馆CIP数据核字（2020）第100561号

策划编辑：樊雅莉 　　责任校对：王花妮 　　责任印制：王艳丽

中国纺织出版社有限公司出版发行
地址：北京市朝阳区百子湾东里A407号楼 　邮政编码：100124
销售电话：010—67004422 　传真：010—87155801
http://www.c-textilep.com
中国纺织出版社天猫旗舰店
官方微博http://weibo.com/2119887771
大厂回族自治县益利印刷有限公司印刷 　各地新华书店经销
2020年7月第1版 　　2023年5月第2次印刷
开本：710×1000 　1/16 　印张：10.5
字数：202千字 　定价：68.00元

前　言

　　在生命科学迅速发展的今天,中医学科不仅要求临床中医师对传统病症有深入的了解和丰富的经验,还要求以原创思维、原创成就与原创优势为导向,将中医临床医学辨证论治的精髓,以规范化与标准化的形式固定下来,从而推进中医药事业的传承与创新,提高我国中医药的研究水平与临床疗效,加速中医药现代化、国际化进程。

　　本书以实用性为原则,以循证医学的方法和观点为基础,系统介绍了临床常见病症的中医辨治思路与方法。本书内容新颖、全面,理论与实践紧密结合,科学性和可操作性高,是在继承和发扬传统中医学的基础上,又吸收现代中医学研究成果的专业书籍。适合中医临床工作者及中医爱好者参考阅读。

　　本书在编写过程中由于编写时间有限,加之受篇幅所限,书中难免存在疏漏或不足之处,希望各位同仁提出宝贵的意见,并恳请各位读者不吝赐教,以供今后修改完善。

编　者

2020 年 5 月

目 录

第一章 肺病症

第一节 感冒

一、定义

感冒是因以外感风邪为主的六淫之邪和时行病毒，客于肺卫，以鼻塞、流涕、喷嚏、咳嗽、恶寒、发热、头身疼痛为主要临床表现的一种内科常见疾病。

二、病因病机

(一)病因

六淫之邪、时行病毒侵袭人体而致病。

1.六淫

气候突变，六淫肆虐，冷热失调，人体卫外之气未能及时应变，以致虚邪贼风伤人。

(1)风为主因：本病主要由风邪侵袭肺卫皮毛所致。风虽为春季之主气，但流动于四时八方之中，失常则伤人而为淫邪，故为六淫之首，因此外感病常以风为先导。风为阳邪，其性轻扬，故致病多犯上焦。

(2)风邪常兼夹他邪致病：随季节之不同，风邪常与其他当令之时气相合为患。如春季之温、夏季之暑、长夏之湿、秋季之燥、冬季之寒等皆能随风邪杂感而为病。临床尤以风邪与寒邪多见。

2.时行病毒

时行病毒是指具有传染性的致病邪气，多因时令不正，故使天时暴疠之气流行人间。其致病特点为发病快，病情重，有广泛的流行性，且不限于季节性，往往与六淫相合为患。四时六气失常，春时应暖而反寒，夏时应热而反凉，秋时应凉而反热，冬时应寒而反温，则易生时行病毒，直袭肺卫，相染为患。时行病毒伤人，常可入里化火，临床以热证居多，易有传变。

3.生活起居失当

生活起居不当，寒温失调，如贪凉露宿、涉水冒雨、更衣脱帽等易致外邪乘袭。

4.正气虚馁，卫外不固

正气不足，腠理疏松，卫外不固，御邪能力较弱，则极易为外邪所客。如阳虚者，易受风寒；阴虚者，易受风热；脾虚痰湿偏盛者，易受外湿等。何以引起正气不足、卫气不固？或因平素体虚，稍有不慎，客邪乘虚伤人；或因过度劳累，体力下降，易自汗而肌腠不密，营卫失和，因而感受外邪；再如肺有宿疾，肺蕴痰热，肺卫调节功能失常，每易招致外邪相引而发病。

（二）病机

1.发病

外邪侵袭人体，是否引起发病，一方面取决于正气的强弱，另一方面与感邪轻重密切相关。若内外相因，则发病迅速。

2.病位

主要在肺卫。肺主气，司呼吸，上通于喉，开窍于鼻，外合皮毛，职司卫外，性属娇脏，不耐邪侵。鼻与喉皆为清气升降出入的通道。若外邪从口鼻、皮毛乘袭，则肺卫首当其冲，邪自皮毛而入，可内合于肺，邪从口鼻上受可直接犯肺，又可病及卫表。故感邪之后，很快出现卫表及上焦症状，以致卫表不和、肺失宣肃而为病。

感冒病位虽多局限肺卫，但若正气虚弱，或素有旧病，以及时行杂感，则可涉及其他脏腑。如外邪入里，病及少阳，邪入半表半里，枢机不利；若痰湿之体，易受外湿，内外相因，可累及中焦脾胃等。

3.病性

一般以实证居多，如体虚感邪，则为本虚标实之证。实者因表里寒热及邪气之兼夹而有别，虚者则因气血阴阳之虚而有异。

4.病势

总的发病趋势为邪袭肺卫，多以表证为主，很少发生传变，一般病程短而易于痊愈。年老体弱，抗病能力较差者，外邪可由表及里，缠绵难解。若素有旧病，客邪加临宿疾，常可使病趋恶化，或变生他病。

5.病机转化

初起多见风寒或风热之邪侵袭，外邪束表犯肺，肺卫功能失调。在病程中可出现寒与热的转化与错杂。风热不解，或寒邪郁而化热，则可转化为肺卫热证；若邪郁不解，或夹痰热湿浊，客于半表半里，形成邪犯募原之证；病邪传里化热而表寒未解，以致内外俱实，发为表寒里热证；若为时行病毒，入里化热较速，里热充斥，而为热毒炽盛之证;甚则热陷心包、引动肝风,则病情重笃。若反复感邪,正气耗损,由实转虚,或体虚感邪,正气愈虚,则病机转化为正虚邪实。

三、诊断与鉴别诊断

(一)诊断依据

(1)常以鼻塞流涕、喷嚏、咽痒或咽痛、咳嗽等肺气失于宣肃的临床表现为主,可有恶寒、发热、无汗或少汗、头痛、身体酸楚等卫表不和的症状。

(2)一年四季均可发生,尤以冬春多见。起病急,一般病程为3~7d。

(3)白细胞总数正常或偏低,中性粒细胞减少,淋巴细胞相对增多。

(二)鉴别诊断

1.鼻渊

二者均有鼻塞流涕,但鼻渊多流腥臭浊涕,感冒一般流清涕,并无腥味;鼻渊一般无恶寒、发热,感冒多见外感表证;鼻渊病程漫长,反复发作,不易治愈,感冒病程短,治疗后,鼻塞流涕症状消失较快。然而也有感冒诱发鼻渊发作者,应予鉴别。

2.热痹

二者均有发热、恶寒、肢体关节痛,但热痹关节局部红肿焮痛,病程较长,病势较重。另外,热痹多有红细胞沉降率加快、抗链球菌溶血素"O"增高。

3.乳蛾

二者均有发热、恶寒、咽痛等症,但乳蛾又见咽部两侧红肿胀大,常有黄、白色脓样分泌物。

4.麻疹

麻疹初起有发热、恶寒、鼻塞流涕、咳嗽咳痰等,与感冒相似,但麻疹伴有目赤畏光、眼胞浮肿、多泪、口腔黏膜出疹等。

5.瘟黄(病毒性肝炎之流感型)

瘟黄以畏寒、发热、头痛、喷嚏、咳嗽等肺卫症状起病,与感冒相似,但常伴纳呆、厌油、黄疸、右胁下疼痛等症状,以及肝功能损害等表现。

四、辨证论治

(一)辨证要点

1.辨伤风与时行感冒

(1)发病季节及特点:伤风于冬春气候多变时发病率高,一般呈散发性;时行感冒季节不限,有传染性,易广泛流行。

(2)病情:一般而言,风邪多首犯皮毛,故伤风病情多轻,全身症状不重;时行病毒,则直入经络,病及脏腑,故时行感冒病情多重,全身症状显著。

(3)传变:伤风多不传变;时行感冒可以发生传变,时行病毒入里,则继发他病或见合病、并病。

2.辨时令

感冒风邪,除风寒、风热外,也有与四时之气杂感为病者,因此应结合季节和节气,详审其证候表现。暑邪为患者,以身热有汗、心烦口渴、小便短赤、舌苔黄为表现;湿邪为患者,以恶寒、身热不扬、头重如裹、骨节重痛、胸闷脘痞、舌苔白腻为特征;燥邪为患者,以恶寒、身热、头痛、鼻干咽燥、咳嗽无痰或少痰、舌质少津为见症。就临床而言,风寒风热之候有夹湿夹燥者,此时舌苔变化常是重要指征。

3.辨寒热

注意恶寒发热孰轻孰重,口渴、咽痛之有无,以及舌苔、脉象的辨析。一般来说,风寒感冒恶寒重,发热轻,头痛,颈背强痛,骨节疼痛,苔薄白,脉浮紧;风热感冒发热重,恶寒轻或不恶寒,头痛口渴,咽喉红肿疼痛,舌尖红,苔薄黄,脉浮数。

4.辨虚实

感冒有表虚表实之分。此处之虚实表明营卫开泄之程度,当从有汗无汗以分辨。发热无汗、恶寒身痛者,属表实;发热汗出、恶风者,属表虚。不过表虚表实只是相对而言,就人体整体状态而言,正气尚盛,故二者皆属实证。另外,有素体虚弱、感受外邪者,为体虚感冒,此属虚实夹杂之证。体虚感冒可按气虚、血虚、阴虚、阳虚的不同兼证来区别,其中以气虚感冒和阴虚感冒为多见。

(二)治疗原则

"其在皮者,汗而发之"是感冒之治疗原则。其治法归纳起来,不外疏表、宣肺两端。风寒、风热、夹暑、夹湿、夹燥以及体虚感冒均由外邪在表引起,故必须疏表。然而外邪的侵袭有轻有重,性质兼夹亦有不同,辛温、辛凉等解表药的选择,就应严格掌握。宣肺是指宣畅肺气使其清肃,一般针对喉痒、咳嗽、咳痰等而设,但肺主皮毛,宣布卫气于表,故宣肺法本身亦寓疏表之意。一般认为,肺为娇脏,清虚而处高位,故宣肺之方多宜轻清,不宜重浊,此正是"上焦如羽,非轻不举"之理。此外,清热法在感冒治疗上应用亦较广泛,但单纯靠清热解毒药治疗感冒,似不妥当。盖清热之品药性寒凉,性多凝滞,感冒之病机在于邪郁肺卫,当用疏散,单用清热之品,邪不得散,病难向愈,故清热药当伍于疏散之中。对于表里寒热错杂之感冒,可将解表与清热药并用,又可根据表里寒热轻重程度的差异分别采取或七解三清法或三解七清法或五解五清法等。至于暑湿杂感,又当清暑祛湿解表;燥邪感冒,则宜疏风润燥;体虚感冒,则宜扶正解表。

(三)分证论治

1.风寒感冒

(1)风寒表实证

症舌脉:轻者仅见鼻塞声重或鼻痒喷嚏,流涕清稀,喉痒,咳嗽,痰白,苔薄白,脉浮。重者可伴恶寒发热,无汗,头项强痛,肢体酸痛,脉浮而紧。

病机分析:鼻为肺窍,肺主皮毛,风寒袭表,肺气不宣,则鼻塞声重,鼻痒喷嚏,流涕清稀,咳嗽痰白;风寒外束,卫阳被郁,则恶寒,正邪相争则发热;足太阳膀胱经主一身之表,寒邪犯表,太阳经气不舒,故头项强痛,肢体酸痛;阴寒之邪侵袭,津液未伤,故口不渴;脉浮主表,紧主寒,风寒在表,故脉见浮紧;舌苔薄白,表明邪未入里。

治法:辛温解表,宣肺散寒。

方药运用:

1)常用方:荆防败毒散加减。药用荆芥穗、防风、羌活、独活、北柴胡、前胡、川芎、枳壳、茯苓、桔梗。

方中用荆芥、防风疏风解表,辛温发汗以宣透外邪,用以为君;羌活、独活助荆芥、防风发散风寒,又可祛风止痛,为治肢节疼痛之要药,用以为臣;配以前胡、桔梗,旨在宣肺降气以止咳;柴胡清热升清,又可配川芎以清头目,茯苓健脾和中以化痰湿,以为佐使。诸药共奏辛温解表、宣肺化痰之功效。

2)加减:头痛者,加白芷、藁本以祛风散寒止痛;项背强者,加葛根以疏足太阳膀胱经络;咳嗽痰白者,加陈皮、杏仁、炒莱菔子宣肺化痰止咳;鼻塞流涕者,加苍耳子、辛夷通窍散寒;四肢酸痛者加桑枝、桂枝祛风散寒通络;若舌苔厚腻,嗳腐吞酸,兼有中焦停食者,加神曲、炒谷芽消食化滞。

3)临证参考:风寒感冒轻者,可服用中成药或食疗方,如感冒通、葱白萝卜汤等;若恶寒发热,头身疼痛,无汗而喘,脉浮紧,风寒表实甚者,可用麻黄汤;夏季风寒感冒,可用香薷饮;若风寒兼有痰饮咳嗽,咳痰清稀,胸膈满闷,舌苔白滑者,可选用小青龙汤。

从临床角度需要指出,疏表药一般药味不宜过多,麻黄、桂枝等应审慎应用。甚至近代医家有人强调柴胡、葛根、羌活等非在必要情况下也以少用为宜,以防病轻药重过度表散而耗伤正气。

(2)风寒表虚证

症舌脉:恶风发热,汗出,头痛,或有项强,咳喘,咳痰稀白,舌苔薄白,脉浮缓。

病机分析:此以风邪伤人为主,风邪外袭,卫外失职,则恶风;卫气浮盛于外,与邪抗争,则发热;风邪疏泄,风邪中于皮毛,腠理开疏,则卫失固外,因致营阴失守,故汗出,汗出则津液外泄,卫气外散,又兼风邪阻遏肌表,致使营卫失调;太阳主一身之表,其经脉循头下项,风邪外袭,经气不利,故项强不舒,或头痛;风寒犯表,肺气不利,则咳喘或咳白稀痰;脉浮主表,因汗出肌疏则见缓象;苔薄白亦为风寒在表之象。

治法:辛温解表,调和营卫。

方药运用:

1)常用方:桂枝汤。药用桂枝、白芍、生姜、大枣、炙甘草。

方中桂枝辛温解表,解肌发汗以散外邪,而桂枝配甘草,辛甘化阳以和卫;芍药配甘草,酸甘化阴以调营;生姜、大枣以和中;甘草又可调和诸药,合用以成辛温解表,调和营卫之剂。

2)加减:咳喘、痰白者,加厚朴、杏仁、半夏宣肺化痰平喘;食纳欠佳者,加神曲、麦芽消食健脾;鼻塞流涕者加苍耳子、辛夷通窍散寒;头痛项强者,加白芷、葛根疏风止痛。

3)临证参考:外感风寒,分表实表虚,用药皆宜辛温,但表虚者不可用发汗峻剂。运用本类方药须注意服药方法,服药后,可喝少量热开水或热稀粥,冬季应盖被保暖,以助药力,令遍身微微汗出,不可使大汗淋漓。若服药后汗出病瘥,即止服,不必尽剂;若汗出病未愈,可再继服。此外,调和营卫,使卫外得固,营阴内守,阴平阳秘,可提高机体抗病能力,故用本方加黄芪、龙骨、牡蛎等对小儿反复感冒的预防具有较好效果。

2.风热感冒

(1)风热表实证

症舌脉:发热,微恶风寒,鼻塞流黄浊涕,咽痛,口干欲饮,无汗,头痛,或有咳嗽痰黄,苔薄白或微黄,脉浮数。

病机分析:风热外袭,卫表失和,即出现发热恶寒等表证,但风热为阳邪,从火化,易伤阴耗津,故发热重,恶寒轻,口干欲饮;风热上受,首先犯肺,肺窍为风热所壅,则鼻塞,流黄浊涕,咳嗽痰黄;风热上犯于头则头痛,上犯咽喉则咽痛;身热无汗是由邪气实而腠理闭所致;舌苔薄白或微黄,脉浮数,皆为风热在表之象。

治法:辛凉解表,疏泄风热。

方药运用:

1)常用方:银翘散加减。药用金银花、连翘、芦根、淡豆豉、桔梗、牛蒡子、荆芥穗、薄荷。

方中银花、连翘清热解毒;薄荷、豆豉辛凉解表;桔梗、牛蒡子宣肺祛痰,芦根清热生津;荆芥辛散透表发汗,可增强解表作用。

2)加减:咽喉肿痛兼大便干者,津液已伤,宜加沙参、麦冬、射干养阴解毒利咽;咽痛大便不干者,津液未伤,加马勃、僵蚕、土茯苓清热解毒。咳重痰黄者,加鱼腥草、天竺黄、浙贝母、瓜蒌仁清热化痰;胸闷者加瓜蒌皮、郁金宽胸理气;衄血者,加马勃、白茅根、侧柏叶凉血止血;头痛者,加菊花、蔓荆子疏风清热止痛;口渴者加天花粉、石斛生津止渴;鼻塞者加苍耳子宣通鼻窍;咽痒者加蝉蜕疏风清热、利咽止痒;高热者加柴胡、葛根、黄芩、生石膏(先煎)辛凉清解。

3)临证参考:注意煎服法,鲜芦根煎汤,候香气大出即可,勿过煮。邪未入里,无里热者,慎用桑白皮、黄芩、黄连等苦寒降敛之品,否则冰伏其邪,延长病程。

(2)风热表虚证

症舌脉:发热,微恶风寒,有汗,头痛,咳嗽心烦,咽干口渴,舌边尖红,苔薄黄,脉浮数。

病机分析:腠理疏松,卫阳不固之体,复感风热表邪,风伤卫阳,腠理开泄,故发热汗出;风热上扰则头痛;风热犯肺,肺气不宣则咳嗽;风热皆为阳邪,易化火伤津,故咽干口渴;舌边尖红,苔薄黄,脉浮数为风热在表。

治法:辛凉轻解。

方药运用:

1)常用方:茅苇汤加减。药用白茅根、芦根、白芍药、竹叶、桔梗、光杏仁、葱白。

方中白茅根、竹叶辛凉轻宣以解表;芦根、白芍生津护阴;桔梗、杏仁宣肺化痰,佐以葱白辛散透邪。

2)加减:头痛者,加菊花疏风热以清头目;咳嗽者,加浙贝母清热化痰宣肺;咽干者,加麦冬以养阴;咽痛者,加射干、马勃、土茯苓清热利咽解毒。

3)临证参考:风热外感多发生于春季,但其他季节也可发生,只要临床表现为寒微热甚、头痛鼻塞、脉浮数、苔薄黄,即属风热感冒,据其有汗、无汗,分为表虚表实辨治。

3.表寒里热证

症舌脉:发热,恶寒,无汗,头痛,肢体酸痛,鼻塞声重,咽喉疼痛,咳嗽,痰黏稠或黄白相间,舌边尖红,苔薄白或薄黄,脉浮数或浮紧。

病机分析:素有内热,或肺有伏火,复感风寒之邪,则寒客于表,热蕴于里,形成外寒里热,俗称"寒包火"之证,故既见发热、恶寒、无汗、头痛骨楚之风寒表证,又见咽痛、舌红、苔黄等里热之证。肺气不宣,则鼻塞声重,咳嗽,吐痰。苔薄白、脉浮数亦为表寒里热之象。

治法:疏风散寒,宣肺清热。

方药运用:

(1)常用方:新订清解汤。药用荆芥、苏叶、防风、羌活、薄荷、连翘、栀子、黄芩、桔梗、杏仁、前胡。

方中荆芥、苏叶、防风、羌活解表散寒;薄荷、连翘、栀子、黄芩清透里热;桔梗、杏仁、前胡宣肺止咳化痰。

(2)加减:表寒较甚,恶寒、骨节痛者,加桂枝祛风散寒止痛,去黄芩、栀子以防苦寒留邪;里热较甚,咽喉肿痛者,去防风、羌活以防温燥助邪,加板蓝根、射干清热解毒利咽。若恶寒渐解,热势增高,口渴鼻干,咳逆气急,甚则唇黯发青,舌红,苔黄,脉滑数,则已转为肺热之证,治当清热解毒,宣肺平喘,加桑白皮、银花、鱼腥草、芦根、地龙,减去荆芥、防风、苏叶、羌活等辛温之品。

(3)临证参考:寒甚热郁,不汗出而烦躁,脉浮紧者,可用大青龙汤发表清里。若风寒束表,肌腠郁热,症见恶寒发热,身热渐增,无汗头痛,全身酸痛,口干鼻干,心烦不眠,眼眶疼痛,脉浮或浮数,当解表清里,方用柴葛解肌汤。若外寒内热,表里俱实,症见憎寒壮热,头目昏眩,口苦目赤,咽喉不利,咳逆喘满,便秘尿赤,苔腻,脉滑实,治当表里双解,宣通上下,用防风通圣散。

4.热毒炽盛证

症舌脉:感冒重症,高热恶寒,时而寒战,头痛,大便燥结,或见咳嗽、咳痰黄稠、胸痛、气急,舌红苔薄黄而干,脉浮洪数。

病机分析:表邪犹存,入里化热,里热炽盛,正邪交争,则高热恶寒寒战、头痛;阳明里热炽盛,灼伤津液,肠道失润,则大便燥结;热毒犯肺,肺失清肃,则咳嗽、咳痰黄稠,或伴胸痛气急;舌红苔薄黄而干、脉浮洪数均为表里热毒炽盛之象。

治法:清热解毒,宣肺降逆。

方药运用:

(1)常用方:清瘟败毒饮加减。药用生石膏、生地黄、水牛角、黄连、栀子、苦桔梗、黄芩、连翘、竹叶、赤芍药、丹皮、知母、玄参、甘草。

方中生石膏、连翘、竹叶清热透邪;水牛角、黄连、栀子、黄芩清热泻火解毒;生地、赤芍、丹皮、知母、玄参养阴和营;桔梗宣肺;甘草调和诸药。

(2)加减:咳嗽、痰多者,加浙贝母、前胡、瓜蒌宣肺化痰;大便燥结者,稍加大黄通腑泻热。

(3)临证参考:若高热不退,时而神昏谵语,或手足抽搐,或颈项强直,舌质红绛,脉细数,此为热陷心包之变证,治当清心开窍、凉血息风,常用清营汤煎汤送服下列药丸:①高热时,用安宫牛黄丸,每日2次,每次1丸;②出现神昏谵语时用至宝丹,每日2次,每次1丸;③抽搐重,大便秘结时用紫雪丹,每日2次,每次1管,如痰多,先吸痰,然后再灌竹沥水30mL。必要时可用清开灵40mL,或穿琥宁500mg加入5%葡萄糖注射液250~500mL静脉滴注,每日1~2次。亦可用双黄连粉针剂3.6g加入5%葡萄糖注射液250~500mL,静脉滴注,每日1次。

5.邪犯募原证

症舌脉:恶寒发热阵作,午后热重,头身重痛,胸闷脘痞,心烦懊恼,头眩口黏腻,咳痰不利,舌红,苔白腻或白如积粉,脉弦滑。

病机分析:邪郁不解,或夹痰饮湿浊,邪犯募原,客于半表半里,正邪相争,则寒热阵作,或午后热重;痰饮湿浊,易困阻气机,故头身重痛,胸闷脘痞;邪热内干,心神被扰,则心烦懊恼;痰浊上犯,则头眩,口腻,咳痰不利;舌红、苔白腻或白如积粉、脉弦滑均为邪犯募原、夹痰饮湿浊之象。

治法:清热化浊,透达募原。

方药运用:

(1)常用方:柴胡达原饮。药用柴胡、枳壳、厚朴、青皮、炙甘草、黄芩、桔梗、草果、槟榔、薄荷。

此方乃俞根初以吴又可达原饮为基础,去知母、芍药,加柴胡、青皮、枳实、薄荷而成。方中柴胡、黄芩和解达邪;桔梗、薄荷疏表清热;厚朴、槟榔燥湿化浊,透达募原。

(2)加减:头痛甚者,加羌活、葛根疏风止痛;表湿重者,加藿香、佩兰解表化湿;里湿重者,加苍术、白蔻仁、半夏、陈皮健脾燥湿。

(3)临证参考:若邪入少阳,热郁腠理,症见寒热往来,或壮热不退,胸胁苦满,口苦,咽干,目赤,或呕吐,或口渴,大便干结,或溅然汗出,舌红,苔薄黄,脉弦数,治当和解少阳,解毒通腑,用大柴胡汤加减。若寒热不甚者,亦可用达原饮加减治疗。

6.时令感冒

(1)感冒夹暑证

症舌脉:恶寒发热,头痛,身楚,心烦口渴,小便短赤,胸闷泛恶,舌质红,苔黄腻,脉濡数。

病机分析:夏令暑气当令,湿气偏甚,气候炎热,毛孔开泄,若气候突变,或贪凉乘风,起居不慎,必致风寒外束,暑热内闭,卫气不得外达,故恶寒发热,身热骨楚;

火热灼阴,则心烦口渴;湿热内蕴,故胸闷泛恶,小便短赤;舌红、苔黄腻、脉濡数均为暑热炽盛之象。

治法:解表清暑。

方药运用:

1)常用方:新加香薷饮。药用银花、连翘、鲜扁豆花、香薷、厚朴。

方中银花、连翘、鲜扁豆花清暑热;香薷辛散透表;暑多夹湿,故配伍厚朴、鲜扁豆花和中化湿。

2)加减:汗出多者,去香薷加藿香;头痛者,加桑叶、菊花、白芷祛风止痛;心烦、小便短赤者,加竹叶、赤茯苓或六一散(滑石、甘草)清热利湿;呕恶者,加陈皮、半夏、竹茹和胃降逆止呕;胸闷者加砂仁壳宽胸理气;纳呆者,加神曲、麦芽、鸡内金消食健胃;若湿重于暑而无汗者,加大豆黄卷助香薷以发表。

3)临证参考:此证乃外风合暑邪袭肺而成,当主用辛凉,参以芳香解暑之味,如鲜荷叶、鲜藿香、鲜薄荷、通草、六一散、丝瓜络、竹茹、西瓜皮等,使风暑分解,不损肺金。此证风与暑感于外,内热应于中,如失治误治,风、暑与火相拼,肺脏娇嫩,焉能胜之,临证不可不慎。

此外,若暑热外客,气阴两伤,症见发热,微恶风寒,汗出,严重疲乏无力,口干,舌苔白,脉濡或虚大,治当益气养阴,祛暑清热,方用清暑益气汤。

(2)感冒夹湿证

症舌脉:身热不扬,恶寒,汗少,头重如裹,骨节困重,胸脘痞闷,呕恶纳呆,口黏腻,舌苔白腻脉濡。

病机分析:长夏季节,雨湿正盛,风与外湿之邪侵袭,卫气被遏,故恶寒、身热不扬;湿困中焦,阻滞气机,则胸脘痞闷,呕恶纳呆,口黏腻,大便溏泄等;头重如裹、肢体困重、苔白腻、脉濡均为湿盛之征。

治法:化湿解表。

方药运用:

1)常用方:羌活胜湿汤加减。药用羌活、独活、防风、藿香、佩兰、藁本、川芎、蔓荆子、苍术、甘草。

方中羌活、独活、防风疏风胜湿;藿香、佩兰芳香化湿;苍术健脾燥湿;川芎、藁本、蔓荆子疏风止痛;甘草调和诸药。

2)加减:纳呆腹胀,加陈皮、半夏、厚朴燥湿除满;大便溏泄,加薏苡仁、白蔻仁健脾化湿;若有咳嗽,可加杏仁、桔梗、前胡。

3)临证参考:治疗表湿之法,一为辛散苦温祛湿,另一为辛散芳香化湿。前者以辛温苦燥之品为主,盖辛温发散,开泄腠理,发越卫阳,苦燥刚烈,燥除卫表之湿,藉以使腠理开泄,郁遏之气得以发越。表湿得除,阳气伸展,营卫畅达,汗出邪解。后者以辛温芳香之品为主,盖辛温发散卫表,畅达表气,芳香以化除湿浊,宣畅气机,辛温芳化,便表邪得解,卫表湿邪得以宣化,气机畅达,诸症自除。此外,辛散芳香与苦温燥湿还能入里化脾湿,使脾气伸展,气机宣畅,更利于表湿宣化。辛散苦温燥湿法的常用方有九味羌活汤和羌活胜湿汤。前者发汗祛湿,祛风寒作用较强,兼能清里热,故适用于感冒风寒湿邪,症见恶寒发热、头痛、无汗、肢楚等表证,且兼有口渴等里热者;后者发汗祛风胜湿止痛,祛湿止痛作用较强,对头痛、一身尽痛、难以转侧之表湿盛疼痛著者尤宜。辛散芳香化湿法的常用方有藿香正气散和香薷散。前者散表寒作用强,且理气和中,适用外感风寒兼内伤湿滞之发热、恶寒、头痛、呕吐、肠鸣、泄泻、苔白腻、脉浮者;后者散表湿作用强,且能化湿和中,故适用于夏月乘凉饮冷,外感于寒,内伤于湿之恶寒发热、头重头痛、胸闷倦怠、腹痛、吐泻等。

(3)感冒夹燥证

症舌脉:恶寒发热,头痛鼻塞,无汗,鼻咽干燥,干咳少痰或舌苔薄白而干,脉浮弦。

病机分析:外感秋燥之邪,表卫郁闭,故恶寒发热无汗;燥邪易伤津液,故见口鼻唇干燥、干咳、舌苔少津等表现;若初秋感受燥邪,则多见燥而偏热,可有舌边尖红、苔薄黄而干、脉浮数等见症,称为温燥;而深秋外感燥邪,燥而偏寒,舌苔多薄白而干,其脉浮,则为凉燥。

治法:疏解风燥。偏于温燥者,宜轻宣凉润;偏于凉燥者,宜轻宣温润。

方药运用:

1)常用方:温燥以桑杏汤加减。药用桑叶、杏仁、沙参、栀子、淡豆豉、梨皮、川贝母。

方中桑叶、豆豉、栀子轻宣泄热;杏仁、贝母宣肺化痰;沙参、梨皮养肺润燥。

凉燥宜选杏苏散加减。药用苏叶、杏仁、半夏、前胡、桔梗、枳壳、陈皮、生姜、防风。

方中苏叶、防风辛温微发其汗,以散邪于表,使卫气通达,津液布散而润燥;桔梗、枳壳一升一降,宣达肺气,助苏叶以解表;配杏仁、前胡以宣肺止咳,更用陈皮、半夏、生姜诸品辛温以健脾理气,使中焦健运,痰湿得化,气机得畅,阴液以布。诸药合用,使表邪解,营卫通,气机畅,阴液布,而凉燥得解。

2)加减:温燥之头痛者,加菊花、薄荷、蔓荆子疏风清热止痛;燥热口渴者,加麦冬、竹叶清热除烦;干咳者,加炙杷叶、炙紫菀润肺止咳;咽痒者,加蝉蜕、僵蚕疏风利咽;咽痛者,加射干、板蓝根、山豆根解毒利咽。凉燥之头痛兼眉棱骨痛者,加白芷疏风止痛;无汗、脉浮紧者,加羌活疏风散寒;咳嗽者,加百部止咳。

3)临证参考:疏解风燥包括轻宣温润和轻宣凉润两法门。轻宣温润适用于外感凉燥之邪,选用质柔轻宣温散之品,轻宣外达,以疏散肌表,宣发肺气,外散表寒,内温肺金,肺得温润,清肃之令行,则宣发卫阳于肌表,输布津液于皮毛,使表气疏通,卫气畅达,劫津得释,凉燥外解,诸症自除,方如杏苏散之类。轻宣凉润法适宜于外感温燥之邪,以轻宣凉润之品为法,轻宣以疏散透发,开散表邪,宣畅肺气,使外邪得解,凉以外散表热,内清肺热,滋润之品以润肺生津。轻宣凉润,则外邪得解,卫气畅达,肺气清润,宣肃有常,则温燥自除。因此,临证之际,见有干咳咽痒、鼻干诸症,应分别寒热,认清是属津伤而燥还是津液不布之燥,不能盖用甘寒之品。此外,对温燥之治,因病已伤津,发汗不宜峻猛,以防表邪未解,反更伤阴耗津,古人此时用桑叶解表,盖桑叶乃表中润药,可谓高明。

7.体虚感冒

(1)气虚感冒证

症舌脉:恶寒发热,或热势不盛,但觉时时畏寒,自汗,头痛鼻塞,咳嗽,痰白,语声低怯,气短,倦怠,苔白,脉浮无力。

病机分析:素体气虚,表卫不固,腠理疏松,风寒之邪乘虚犯表。气有温煦作用,虚则外寒,故时时畏寒;风寒外袭,肺卫失宣,则见恶寒发热、头痛、鼻塞、咳嗽、痰白、脉浮等风寒表证;语言低怯、气短、倦怠均为气虚之象。

治法:益气解表。

方药运用:

1)常用方:参苏饮加减。药用党参、苏叶、葛根、橘皮、前胡、半夏、茯苓、桔梗、枳壳、木香、生甘草。

方中党参、茯苓、甘草益气扶正;苏叶、葛根等疏风散邪;前胡、桔梗、半夏、橘皮宣肺化痰;枳壳、木香理气。

2)加减:头痛者,加白芷、川芎祛风止痛;自汗者,加桂枝、白芍调和营卫;无汗、恶寒者,加羌活、防风解表散寒;鼻塞者加辛夷、苍耳子通窍散寒;纳谷不香者,加砂仁、佩兰理气化湿。

3)临证参考:气虚甚者,加白术、黄芪益气固表,亦可用补中益气汤。气虚自汗,易感风邪者,可用玉屏风散祛风固表止汗。值得一提的是,正气不足之外感,单用表散,邪气难撼,徒伤表气,唯益气解表方是稳妥之策。

（2）阳虚感冒证

症舌脉:阵阵恶寒,甚则蜷缩寒战,或稍兼发热,无汗或自汗,汗出则恶寒更甚,头痛,骨节酸冷疼痛,面色㿠白,语言低微,四肢不温,舌质淡胖,苔白,脉沉细无力。

病机分析:阳虚之体,感受风寒邪气,阳虚则内寒自生,复感寒邪故得恶寒重、发热轻;若阳虚不得卫外,汗出较多,又使阳气更加耗散,则恶寒更甚;头痛、骨节冷痛为风寒表证;面色㿠白、语言低微、四肢不温、舌淡、脉沉细无力均为阳虚之象。

治法:温阳解表。

方药运用:

1）常用方:麻黄附子细辛汤。药用麻黄、制附子、北细辛。

方中麻黄解表;附子温阳;细辛辛温,佐麻黄以解表,佐附子以温经。

2）加减:鼻塞者,加苍耳子通鼻窍;头痛者,加川芎、白芷疏风散寒止痛;背寒者,加葛根疏利太阳经气;无汗者,加防风、荆芥穗解表发汗;有汗者,去麻黄,加桂枝、白芍调和营卫。

3）临证参考:细辛用量应小于 3g;先煎麻黄,再下诸药。麻黄附子细辛汤散寒作用强,适用于阳虚感冒恶寒重,无汗者;对于阳虚气弱风邪较甚之头痛、面色苍白、语声低微者,可选参附再造丸加减。若阳气虚弱,已见下利清谷、脉微欲绝等症时,不可误用发汗,否则必致厥逆亡阳,此当注意。阳虚感冒,正邪相争不烈,体温常不甚高,但临床其他症状多较明显,与发热程度不相对应,当仔细分辨。

（3）血虚感冒证

症舌脉:头痛,身热,恶风,无汗或汗少,面色不华,唇淡,指甲苍白,心悸,头晕,舌淡苔白,脉细或结、代而浮。

病机分析:血虚之体感邪,邪犯肌表,故见身热、微恶风寒、头痛等;但阴血不足,故同时又见有心悸、眩晕、脉细或结代、面色无华、唇甲淡白诸症;血虚汗源不足,故无汗或汗少。

治法:养血解表。

方药运用:

1）常用方:葱白七味饮加减。药用葱白、葛根、淡豆豉、生地黄、生姜、麦冬、柏子仁。

方中葱白、豆豉、葛根、生姜辛散解表;生地黄、麦冬、柏子仁等滋养阴血。

2）加减:头痛者,加羌活、白芷疏风止痛;鼻塞加苍耳子通鼻窍;自汗者加桂枝、芍药调和营卫;无汗者,加苏叶、荆芥微发其汗,不可大发汗;咳嗽痰白者,加陈皮、半夏、杏仁、炒莱菔子宣肺化痰;血不养心,又因血虚感邪,邪阻脉络,血液运行不畅,而见脉结代者,可加桂枝、红花、丹参以通阳养血,活血宣痹。

3)临证参考:本证多见于妇人产后,临证应按表里寒热辨证论治。若气血两虚的患者,又感外邪而患感冒,可用薯蓣丸解表祛邪而不伤气血,补益气血而不碍解表。

(4)阴虚感冒证

症舌脉:发热,微恶风寒,无汗或微汗,或寝中盗汗,头痛,心烦,口干咽燥,手足心热,干咳少痰,或痰中带血丝,舌质红,脉细数。

病机分析:阴虚之体,内有燥热,感邪之后,发热汗多,更伤阴液,故阴虚之象愈加明显,则见盗汗、五心烦热、口干咽燥、干咳少痰、舌红、脉细数;如肺阴素虚,失于清肃,内热灼伤血络,可见痰中带血;表邪未解,故有寒热、身痛等表证。

治法:滋阴解表。

方药运用:

1)常用方:蓝地汤。药用板蓝根、生地黄、麦冬、知母、桑叶、苦桔梗、蝉蜕。

方中板蓝根、桑叶清热散风;生地黄、麦冬滋阴;佐以知母清热;桔梗、蝉蜕宣肺透表。

2)加减:心烦口渴甚者,加黄连、竹叶、天花粉清热除烦,生津止渴;咳嗽咽干,咳痰不爽者,可加牛蒡子、射干、瓜蒌皮宣肺化痰利咽;咳嗽胸痛、痰中带血者,可加鲜茅根、生蒲黄、藕节凉血止血。

3)临证参考:阴虚感冒,最忌单用发散,若妄汗之,津液不堪重伤,肾阴更伤。故治疗本证当辛凉疏散与甘寒养阴并驾齐驱。此外,亦可选用加减葳蕤汤治疗。

此外,感冒日久,常并发他病,若反复感冒,体虚自汗者,宜以玉屏风散益气固表治之;邪气留恋不解,发热微恶风寒,四肢关节疼痛,头目昏眩,胸胁苦满,宜以柴胡桂枝汤发散表邪,和解少阳;若邪气留恋,肺气不能宣降,燥咳日久不愈,以柴芍散加黛蛤散;若毒气淫心,胸闷憋气,胸痛心悸,气短,头晕者,宜清心解毒,可选用银翘散和清营汤加减。

(四)其他疗法

1.中成药

(1)风寒感冒

1)感冒清热冲剂:每次1袋,每日2次,开水冲服。用于风寒感冒,头痛发热、恶寒身痛、鼻流清涕、咳嗽咽干。

2)正柴胡饮冲剂:每次1袋,每日3次,开水冲服。主治外感风寒初起,恶寒、发热、无汗、头痛、鼻塞、喷嚏、清涕、咽痒咳嗽、四肢酸痛等症,适用于流行性感冒初起,轻度上呼吸道感染疾患。

（2）风热感冒

1）银翘解毒丸:每次 9g,每日 2 次,口服。适用于风热感冒、痄腮等。

2）桑菊感冒片:每次 4～8 片,每日 2～3 次,口服。适用于风热感冒或温病初起,风热之邪外伤皮毛、内舍肺络者。

3）感冒退热冲剂:每次 1～2 袋,每日 3 次,开水冲服。适用于风热感冒引起的高热不退,还用于热毒引起的疮疡、疔肿等。

4）感冒冲剂:每次 1～2 袋,每日 3 次。用于风热型感冒发热、头痛咳嗽、咽喉肿痛。

（3）外寒里热感冒

防风通圣丸:每次 6g,每日 2 次,口服。用于外寒内热,表里俱实,恶寒壮热、头痛、咽干、小便短赤、大便秘结、风疹湿疮。

（4）暑湿感冒

1）藿香正气软胶囊:每次 2～3 粒,每日 2 次,口服。用于外感风寒,内伤湿滞之头痛昏重、脘腹胀痛、呕吐泄泻。

2）藿香正气水:每次 5～10mL,每日 2 次,口服。用于感冒、呕吐、泄泻、霍乱、中暑等。

（5）注射剂

1）柴胡注射液:每次 2～4mL,每日 1～2 次,肌内注射。用于感冒、流行性感冒及疟疾的退热和解痛。

2）板蓝根注射液:每次 2～4mL,每日 1～2 次,肌内注射。亦可每次 4mL 加入 5%葡萄糖注射液 250～500mL 中静脉滴注。用于风热感冒。

2.单验方

（1）治风寒感冒方:羌活、防风、紫苏各 10g,生姜 2 片,苍耳子 10g,水煎服,每日 1 剂。

（2）治风热感冒方

1）野菊花、大青叶、鱼腥草、淡竹叶各 10g,水煎服,每日 1 剂。

2）大青叶 20g,鸭跖草 15g,桔梗 6g,生甘草 6g,水煎服,每日 1 剂。

3.食疗方

（1）治风寒感冒方

1）姜葱粥:糯米 60g,生姜 5g,连须葱白 5 茎。糯米煮粥,粥熟时加入姜葱,再煮数沸,并加白糖少许。食后可出汗。

2)葱白7根,豆豉9g,鲜生姜5g,陈皮6g,4物共煎后加红糖30g调服。

(2)治风热感冒方

1)黄豆香菜汤:黄豆20g,干香菜3g,水煎服,连服3日。

2)薄荷芦根饮:芦根30g,薄荷3～5g,水煎饮用。

(3)治暑湿感冒方

1)荷叶粥:粳米60g,鲜荷叶1张。以常法煮熟,加白糖适量,将荷叶盖于粥上,或将荷叶切碎,另用水煎,调入粥内,加白糖适量。

2)二豆羹:豆腐250g,淡豆豉15g,葱白15g,糖适量。先将豆腐切成小块,放入锅中略煮,后将淡豆豉加入,放水一大碗,煎取小半碗,再放入葱白,煎滚后取出,加糖趁热内服,盖被取微汗,每日1剂。

(4)治时行感冒方

1)绿豆饮:绿豆50g,熬汤,加菊花5g,煎服。

2)冬瓜粥:粳米30g,小块冬瓜适量与粳米同煮,粥熟即可食用。

(5)治气虚感冒方:党参30g,茯苓15g,生姜6g,水煎去渣取汁,入粳米共煮粥。

4.药物外敷及局部用药

风寒证用麝香壮骨膏、风热证用消炎止痛膏贴于大椎、肺俞穴。或用胡椒、丁香各7粒,碾碎,以葱白捣膏,涂于两手心,合掌握定,夹于大腿内侧,温覆取汗。

咽痛者,可外用双料喉风散、西瓜霜等。痰黏不化者,亦可采用超声雾化吸入法。

5.针灸和拔罐

风寒证者,选列缺、风门、风池、合谷,或取大椎、肺俞等穴拔火罐,或毫针浅刺用泻法。体虚者,平补平泻,并可加灸。鼻塞加迎香穴,咳嗽加太渊穴,痰多加丰隆穴。

风热证者,取大椎、曲池、合谷、鱼际、外关等穴,毫针用泻法,咽痛可刺少商出血。

6.刮痧疗法

用边缘平滑的瓷汤匙蘸润滑油(花生油或麻油)刮颈背,颈自风池穴向下,骨从背脊两旁由上向下。刮时用力要均匀,不要太重,防止刮破皮肤,刮到局部皮肤出现紫色出血点为止。

第二节 咳嗽

咳嗽是肺系疾病的主要证候之一。咳嗽是由六淫外邪袭肺或脏腑功能失调,肺气不清,失于宣降所成,临床以咳嗽、咳痰为主要表现。有声无痰谓之咳,有痰无声谓之嗽,临床上一般痰声并见,故合称咳嗽。西医学中的上呼吸道感染、支气管炎、支气管扩张、肺炎等表现以咳嗽为主症者,可参照本病辨证论治。

一、病因病机

咳嗽的病因有外感、内伤两大类。外感咳嗽为六淫外邪,风邪常夹寒、夹热、夹燥为病,侵袭肺系。内伤咳嗽为脏腑功能失调,肺脏自病,气阴亏虚,则肺失所主;他脏有病及肺,如七情内伤,肝气郁结,气逆犯肺;饮食不节,脾胃内伤,痰浊内生,上干于肺等,发为咳嗽。无论外感或内伤咳嗽,均属肺系受病,肺气上逆所致。但两者互为因果,外感咳嗽久病失治,从实转虚,逐渐转为内伤咳嗽,而肺脏有病,卫外不强,易受外邪引发或加重。

二、诊断与鉴别诊断

1.诊断依据

(1)咳逆有声,或伴有咽痒咳痰。

(2)外感咳嗽,起病急,可伴有恶寒发热等外感表证。内伤咳嗽,多反复发作,病程较长,伴有其他脏腑功能失调症状。

(3)两肺听诊可闻及呼吸音增粗,或伴有干湿啰音。

(4)急性期查白细胞总数和中性粒细胞比例可增高。

(5)肺部 X 线摄片检查,肺纹理正常或增多增粗。

2.鉴别要点

(1)肺痨:咳嗽,常同时出现咳血、胸痛、潮热、消瘦等症,结合红细胞沉降率、结核菌素试验、痰菌涂片、细菌培养以及 X 线检查,可作出鉴别。

(2)肺胀:气喘,胸中胀闷之症状突出,有桶状胸、唇指发绀等体征,病程长,是久咳等多种肺系疾患反复发作迁延不愈所致。

(3)哮病:以发作性哮鸣、气喘为特征,一般先哮、喘而后咳嗽,缓解后可无症状,常有过敏史或家族史。

(4)喘病:以气短喘促,呼吸困难,甚至张口抬肩,鼻翼扇动,不能平卧,口唇发绀为特征,久咳及其他慢性肺系病证均可发展为喘病,每遇外感及劳累而发。

(5)肺痈:以发热、咳嗽、胸痛,咳吐腥臭浊痰,甚则脓血相兼为主要特征,发病多急,X线摄片,支气管碘油造影及纤维支气管镜检查等,可作出鉴别。

三、辨证论治

1.辨证要点

(1)辨别外感与内伤

1)外感咳嗽:多是新病,起病急,病程短,病情较轻,常伴有肺卫表证,属于邪实。

2)内伤咳嗽:多为久病,起病缓,常反复发作,病程长,病情较重,多伴见其他脏腑病证,属于邪实正虚。

(2)辨咳嗽的特征

1)发作时间:咳嗽发于白昼,鼻塞声重者,多为外感咳嗽;晨起咳嗽,阵发加剧,咳声重浊,多为痰浊咳嗽;夜卧较剧,持续难已,短气乏力者,多为气虚或阳虚咳嗽;午后或黄昏咳嗽加重,多属肺燥阴虚。

2)性质:干性咳嗽见于风燥、气火、阴虚等咳嗽;湿性咳嗽见于痰湿等咳嗽。

3)声音:咳嗽声低气怯属虚,洪亮有力属实。

(3)辨痰的性状

1)辨色:痰色白属风、寒、湿;色黄属热;色灰为痰浊;血性痰(脓痰、铁锈色痰)为肺脏风热或痰热;粉红色泡沫痰属心肺气虚,气不主血。

2)辨质:痰液稀薄属风寒、虚寒;痰稠属热、燥、阴虚;痰稠厚属湿热。

3)辨量:痰量偏少属干性咳嗽,痰量偏多属湿性咳嗽。

4)辨味:热腥为痰热,腥臭为肺痈之候;味甜属痰湿;味咸为肾虚。

2.分证论治

外感咳嗽治宜祛邪利肺;内伤咳嗽治当祛邪止咳,扶正补虚,标本兼顾,分清虚实处理。

(1)外感咳嗽

1)风寒咳嗽

主症:咳嗽声重,气急,咽痒,咳痰稀薄色白,常伴有鼻塞,流清涕,恶寒,发热,无汗等表证;舌苔薄白,脉浮或浮紧。

治法:疏风散寒,宣肺止咳。

方药:三拗汤合止嗽散加减。药用麻黄 6g,杏仁 10g,甘草 6g,荆芥 10g,桔梗

6g,白前 10g,陈皮 6g,百部 10g,紫菀 10g。

2)风热咳嗽

主症:咳嗽频剧,气粗或咳声嘎哑,喉燥咽痛,咳痰不爽,痰黏稠或稠厚,咳时汗出,常伴鼻流黄涕,口渴,头痛,肢楚,恶风,身热等表证;舌苔薄黄,脉浮数或浮滑。

治法:疏风清热,宣肺化痰。

方药:桑菊饮加减。药用桑叶 10g,菊花 12g,连翘 15g,薄荷 6g,杏仁 10g,甘草 6g,桔梗 6g,芦根 15g。

3)风燥咳嗽

主症:喉痒,干咳,连声作呛,咽喉干痛,唇鼻干燥,无痰或痰少而黏成丝,不易咳出,或痰中带血丝,口干,初起或伴鼻塞、头痛、微寒、身热等表证;舌干红少津,舌苔薄白或薄黄,脉浮数或小数。

治法:疏风清肺,润燥止咳。

方药:桑杏汤加减。药用桑叶 10g,杏仁 10g,沙参 15g,浙贝母 10g,豆豉 10g,山栀子 10g,梨皮 20g。

(2)内伤咳嗽

1)痰湿蕴肺

主症:咳嗽反复发作,咳声重浊,痰多,因痰而嗽,痰出嗽平,痰黏腻或稠厚成块,色白或带灰色,每于早晨或食后则咳甚痰多,进甘甜油腻食物加重,胸闷,胸痞,呕恶,食少,体倦,大便时溏;舌苔白腻,脉象濡滑。

治法:健脾燥湿,化痰止咳。

方药:二陈汤合三子养亲汤加减。药用半夏 10g,陈皮 6g,茯苓 12g,甘草 6g,苏子 10g,白芥子 10g,莱菔子 10g。病情平稳后可服六君子丸以调理。

2)痰热郁肺

主症:咳嗽气息粗促,或喉中有痰声,痰多、质黏厚或稠黄,咳吐不爽,或有热腥味,或吐血痰,胸胁胀满,咳时引痛,面赤,或有身热,口干欲饮;舌苔薄黄腻,质红,脉滑数。

治法:清热肃肺,化痰止咳。

方药:清金化痰汤加减。药用黄芩 10g,山栀子 10g,桔梗 10g,麦冬 15g,桑白皮 10g,贝母 10g,知母 10g,瓜蒌仁 10g,橘红 6g,茯苓 15g,甘草 6g。

3)肝火犯肺

主症:上气咳逆阵作,咳时面赤,咽干,常感痰滞咽喉,咳之难出,量少质黏,或痰如絮状,胸胁胀痛,咳时引痛,口干苦。症状可随情绪波动增减。舌苔薄黄少津,脉象弦数。

治法:清肺平肝,顺气降火。

方药:泻白散合黛蛤散加减。药用青黛 6g,海蛤壳 6g,桑白皮 10g,地骨皮 10g,粳米 10g,甘草 6g,青皮 6g,陈皮 6g,五味子 6g,沙参 15g,白茯苓 10g。

4)肺阴亏虚

主症:干咳,咳声短促,痰少黏白,或痰中夹血,或声音逐渐嘶哑,口干咽燥,或午后潮热颧红,手足心热,夜寐盗汗,起病缓慢,日渐消瘦,神疲;舌质红、少苔、脉细数。

治法:滋阴润肺,止咳化痰。

方药:沙参麦冬汤加减。药用沙参 15g,麦冬 10g,玉竹 10g,桑叶 10g,甘草 6g,天花粉 20g,生扁豆 10g。

3.针灸疗法

主穴天突、肺俞、合谷、膻中、定喘、膏肓俞。风寒者加列缺、外关、风池、风门穴,风热者加尺泽、曲池、大椎穴,痰湿阻肺者加丰隆、足三里、脾俞穴,肝火犯肺者加肝俞、太冲、行间、照海穴,脾肾阳虚者加脾俞、肾俞、关元、足三里穴;外感咳嗽及内伤咳嗽实证用泻法,虚者用补法,风寒、阳虚及痰浊阻肺者加灸,风热者可刺络放血或点刺放血,每日 1 次,每次留针 15～20min。

四、预防

注意气候变化,防寒保暖,避免受凉。饮食不宜甘肥、辛辣及过咸,戒烟酒。适当参加体育锻炼,以增强体质,提高抗病能力。

第三节　哮喘

哮喘是指呼吸喘促,张口抬肩或喉间哮鸣的一种呼吸困难证候。哮以声响言,指呼吸迫促而喉间作声;喘以气息言,指呼吸困难而喘憋。哮必兼喘,故又常称哮喘;喘未必兼哮。现一般将其分为两种病证,因两者发病与辨证治疗有共同之处,这里作为一个症状合并论之。

一、疾病诊断

哮与喘是呼吸困难之典型症候。西医将呼吸困难分为肺源性、心源性、中毒性、血源性和神经精神性呼吸困难等。

1.支气管哮喘

患者有反复的哮喘发作史,发作常有较明显的季节性。发作时患者感到胸闷、呼吸困难,伴有双肺哮鸣音与发绀。患者常被迫采取端坐体位,出大量冷汗。发作期短者仅数分钟,长者达数小时,甚至数天或更久。呼吸困难明显。发作停止后常无症状。发作时应用支气管解痉药可使症状缓解。此病即中医所讲的典型哮喘,又称哮病,也称哮吼或齁喘。

2.哮喘性支气管炎

又称急性细支气管炎或急性痉挛性支气管炎。多见于小儿。一般先有鼻塞、流涕、咽痛、发热、恶寒等上呼吸道感染症状。咳嗽开始为干咳,后为黏液带痰,可伴有血丝。胸部听诊可闻及干湿啰音,X线检查大多正常或肺纹理增粗。血象中性粒细胞可增高。

3.阻塞性肺气肿

多发生于中年以上,有支气管哮喘或慢性支气管炎等病史。以呼吸气短为主症。轻者仅活动或劳动后气短,重者平静时亦表现气短而喘息。检查:患者肋间隙增宽,或呈桶状胸,呼吸音减弱,心尖搏动位置内移。肝浊音界下移。肺功能检查及X线检查可协助诊断。

4.慢性支气管炎

慢性咳嗽、咳痰数年不愈,每于寒冷季节加重,咳大量黏液泡沫痰,以每天清晨和傍晚为甚。常有反复的呼吸道感染,部分患者伴咳喘。听诊两肺可闻及湿性啰音和哮鸣音。多伴有肺气肿体征,胸透肺纹理增多或见肺气肿征。肺功能测验支气管阻力增加。

5.胸腔积液

包括感染性胸腔积液、肿瘤性胸腔积液以及其他原因引起的胸腔积液。以结核性渗出性胸膜炎较多见。咳嗽、胸痛、胸闷气促而喘,伴发热、畏寒等全身症状。患侧胸廓饱满,呼吸音减弱或消失,叩诊明显浊音。胸部X线检查可帮助确诊。中医诊断属悬饮,证属饮邪阻滞于胸膈。

6.急性喉炎

多见于小儿,发热,哮吼样咳嗽,声音嘶哑,表现吸气性呼吸困难,吸气时胸骨上窝、肋间隙、肋下及剑突下凹陷。呼吸困难常呈昼轻夜重。喉镜检查无灰白色假膜。如发现有白色假膜,应与白喉鉴别。

7.心源性哮喘

常称心源性呼吸困难。最多见于充血性心力衰竭,分左心衰竭、右心衰竭和全心衰竭。引起心力衰竭的主要原因有高血压心脏病、二尖瓣狭窄或二尖瓣关闭不全、冠状动脉硬化性心脏病、心肌梗死、心肌病等。临床特点：①患者有重症心脏病存在；②呈混合性呼吸困难，坐位或立位减轻，卧位时加重；③肺底部出现中、小湿啰音；④X线检查心影有异常改变，肺门及其附近充血，或兼有肺水肿征。

8.神经精神性喘息

神经官能症患者可有呼吸困难发作，其特点是呼吸频速而表浅，往往因换气过度而发生胸痛，伴有其他神经系统紊乱的症状。根据病史，并排除器质性病变所致的呼吸困难而诊断。

除以上常见病证外，纵隔病呼吸肌功能障碍、中毒性及血源性疾病等，也可引起哮喘、呼吸困难。

二、辨证论治

哮证辨证分发作期和缓解期，喘证辨证分实喘和虚喘。哮证发作期与实喘治疗均以祛邪为主；哮证缓解期与虚喘治疗均以补虚为主。两者辨证和治疗大致相同，故归纳为以下证型。

1.风寒袭肺

呼吸急促，喉中哮鸣有声，或喘咳气急，胸部胀闷，痰少而稀薄色白或咳吐不爽，伴见恶寒，天冷或受寒易发，舌苔白滑，脉浮紧或弦紧。治则：宣肺散寒，化痰平喘。射干麻黄汤加减：射干、半夏、紫菀、款冬花、炙麻黄、干姜各 10g，细辛、甘草各 3g，五味子 6g。水煎服。喘咳喉中痰鸣，咳痰量多稀薄色白，恶寒，此为表寒里饮，可用小青龙汤：麻黄、桂枝、干姜、半夏、五味子、白芍各 10g，细辛 3g，甘草 6g。水煎服。

哮证严重，持续发作或发作频繁者，可服用紫金丹以劫痰定喘。砒石 4.5g（研粉），豆豉 45g（水略润研成膏），以豉膏和砒，混合为丸，麻子大，每服 15 丸（不超过 150mg），临卧冷茶服下，忌饮酒，连服 5～7d。服药期间应密切观察有无不良反应。如需续服，宜停药数日后再用。

2.表寒里热

喘逆上气，胸胀满或疼痛，呼吸气粗，鼻翼扇动，咳而不爽，吐痰稠黏，伴有形寒，身热，烦闷，身痛，口渴，苔薄白或黄，质红，脉浮数（滑）。治则：宣肺泄热平喘。麻杏石甘汤加味：炙麻黄、杏仁各 10g，生石膏 30g，甘草 6g。可加黄芩、瓜蒌、桑白皮、射干各 10g。水煎服。

3.痰热壅肺

喘咳气涌,或喉中痰鸣如吼,胸高胁胀或胸胁疼痛,咳呛阵作,咳痰色黄或白黏难咳,或夹血丝,伴胸中烦热,身热。汗出面赤,口渴喜冷饮,口苦咽干,尿赤,大便干,苔黄或黄腻,脉滑数或弦滑。治则:清泄肺热,化痰定喘。定喘汤或桑白皮汤加减。炙麻黄、桑白皮、杏仁、白果、半夏各10g,款冬花15g,苏子、黄芩各12g,甘草6g。水煎服。桑白皮汤:桑白皮15g,黄芩、黄连、栀子、川贝母、半夏、杏仁各10g,苏子12g。水煎服。

4.痰浊阻肺

哮喘而胸满窒闷,甚则胸部盈满仰息而不得卧,咳嗽痰多黏滞色白,咳吐不利,兼胸中满闷,呕恶,纳呆,舌苔白腻而厚,脉滑。治则:化痰降气,宣肺平喘。二陈汤合三子养亲汤加减:半夏、苏子、陈皮各10g,甘草3g,白芥子6g,茯苓、莱菔子各15g。水煎服。可加苍术、厚朴各10g,加强理脾行气之功。

5.肺气郁滞

哮喘而胸部胀满,气憋胸痛;咽中如窒,每遇情志刺激而诱发。发作突然,喉中少痰,或失眠,心悸,苔薄,脉弦。治则:宣降肺气,开郁平喘。苏子降气汤加减:苏子、半夏、厚朴各10g,前胡12g,当归6g,肉桂、甘草各3g。水煎服。伴有大便干结者,可加大黄、枳壳各10g。

6.肺气亏虚

喘促短气,气怯声低,咳声低弱,咳痰稀薄,自汗畏风,动则气喘。偏虚寒者,兼有形寒肢冷,咳痰量多,泡沫痰。舌淡苔薄白,脉沉细或弦。治则:益气助阳,补肺平喘。补肺汤加味:党参、黄芪各15g,熟地、五味子各10g,紫菀、桑白皮各12g。加钟乳石、肉桂、干姜各10g。水煎服。偏虚热者,伴发热口干、呛咳少痰或痰黏难咳,咽喉干燥不适,面色潮红,舌红少苔或舌淡红苔剥,脉细弱或细数。治则:益气养阴,补肺平喘。补肺汤加沙参、麦冬、玉竹、百合各10g。

7.脾气虚衰

喘憋气短乏力,平素食少脘痞,大便不实,或食油腻易于腹泻。倦怠,往往因饮食不当而诱发。舌淡苔薄或白滑,脉细弱。治则:健脾益气,化痰平喘。六君子汤加减:党参20g,白术10g,茯苓15g,甘草6g,陈皮、白术、半夏各10g。加干姜、五味子各10g,细辛3g。水煎服。

8.肾气虚衰

哮喘短气,动则加重,形体消瘦。偏虚寒者,喘促日久,汗出肢冷,腰膝酸软,夜尿频而清长,面浮,胫肿,痰多清稀。舌淡苔白,脉沉细或弦而无力。治则:温肾纳气平喘。金匮肾气丸合人参蛤蚧散加减:茯苓 15g,熟地、山萸肉、山药、泽泻、丹皮、附子、肉桂各 10g。党参 15g,杏仁、川贝母、桑白皮、知母各 10g,蛤蚧 1 对为末,前 13 味水煎,蛤蚧散 3g 冲服。偏虚热者,喘促气短,口干,心烦,手足心热,面赤,潮热,盗汗,舌红少苔,脉细数。治则:滋肾填精,纳气平喘。七味都气丸合生脉散加减:熟地、山药、山萸肉、麦冬、五味子、丹皮、泽泻各 10g,茯苓、党参各 15g。水煎服。

9.心肾阳衰,水饮内停

喘咳日久,咳痰量多,气急,胸闷,心悸,肢体颜面浮肿,小便量少。舌淡苔腻,脉沉细。治则:温阳利水平喘。真武汤加味:茯苓 30g,白术 12g,杭芍 10g,生姜 6g,熟附子 15g。加人参(另煎)、桂枝、防己各 10g,黄芪、葶苈子各 15g。水煎服。如口唇紫绀,颜面晦滞,爪甲、舌质青紫者,属心阳不振,血脉瘀阻,酌加丹参、川芎各 15g,红花、桃仁各 10g 等。

哮喘发作时多为实证,治疗以祛邪平喘为主,除辨证寒热给予适当药物外,要重视应用解除支气管痉挛平喘的药物,如麻黄、射干、地龙等。麻黄有增加心率、升高血压的不良反应,个别人服后有心慌、心烦等不适感,因此处方时应询问患者此前是否服用过麻黄,未服用过应从小量开始应用。此外还可用针刺法,可选大椎、身柱、风门、肺俞、膻中、曲池、合谷等穴。哮证间歇期或喘证慢性发作时多为虚证。治疗以扶正固本为主,佐以宣肺平喘。除补益肺、脾、肾、心四脏外,还可用灸法、穴位埋线、贴敷法等。

艾灸常用穴位有肺俞、膻中、天突、气海、关元等穴。

穴位埋线,选定喘、大椎、肺俞等穴埋植羊肠线,每 20~30d 一次,连续数次。

贴敷法可用三建膏(天雄、川乌、附子、桂心、官桂、桂枝、细辛、川椒、干姜各等分,麻油膏加黄丹收膏,贴肺俞穴,5d 一换)外敷,治疗顽固性哮喘。还可用白芥子涂法:白芥子、元胡各 30g,甘遂、细辛各 15g,麝香 1.5g,研末杵匀,姜汁调涂肺俞、膏肓、百劳等穴,1~2h 去之,夏季三伏天,每伏 1 次,冬病夏治。如在冬天,可先在各穴位上拔罐后贴敷。

第四节　肺癌

一、定义

肺癌是正气内虚,痰浊瘀毒胶结于肺所致的肺部原发性恶性肿瘤,以呛咳,痰血或咯血,胸痛,发热,声音嘶哑,消瘦等为主要临床表现。

二、病因病机

(一)病因

1.正气虚损

脏腑阴阳失调,正气虚损是患病的主要内在原因。平素体虚,肺脾肾等脏虚弱均可导致肺气不足;邪毒入内,嗜烟日久,热伤阴液,房事不节而肾亏,均可导致肺阴不足。肺之气阴两虚,外邪得以乘虚而入,客邪留滞不去,气机不畅,血行淤滞,久而成为肺部积块。

2.饮食、劳倦所伤

饮食不节,劳倦过度而致脾失健运,不能生化输布水谷精微,从而聚湿生痰,痰贮于肺,肺气宣降失司,痰凝毒聚,积块逐渐形成。

3.邪毒外袭

六淫邪毒,侵淫肺脏,肺失宣肃,气机膹郁,血行受阻,气滞血瘀,形成积块。

4.情志所伤

长期精神抑郁或遭受剧烈的精神刺激,气机郁滞,血行不畅,淤结于肺,日久结块而为本病。

(二)病机

1.发病

肺癌的发病主要是由于脏腑阴阳气血失调,肺脏虚弱,在此基础上,痰浊、水湿、气滞、瘀血等搏结日久,积滞而成。故肺癌一般发病较缓慢,但可逐渐发展加重。

2.病位

肺癌主脏属肺,但与脾肾密切相关。肺主气,司宣发和肃降,为气机升降出入之主要脏器;肺朝百脉,宗气聚于胸中,贯心脉以行呼吸,如是则气以升降出入,血以环周不休,从而营运全身。在脏腑功能失调情况下,肺脏虚弱,或感受外邪,或痰浊毒邪侵淫犯肺,气机膹郁,血行淤滞,日久形成积块,发为本病。

虽然本病的病位主要在肺,但由于肺与脾肾关系密切,脾为生气之源,肺为主气之枢,肾为元气之根,故肺癌日久,必然可累及脾肾。

3.病性

本病病性是本虚标实,肺、脾、肾虚为本,气滞、血瘀、痰凝、毒聚为标。

本病多发于中年以后,年迈体衰,因慢性肺系疾病,肺气耗损而不足;或长年吸烟,灼伤津液,阴液亏耗而肺阴不足;或房劳伤肾,饮食劳倦伤脾,以致肺、脾、肾俱伤,肺气、肺阴俱损,是本病的发病基础,所谓"邪之所凑,其气必虚"。"脾为生痰之源,肺为贮痰之器",肺虚日久,子病及母而见肺脾俱病;金水相生,肺阴耗竭日久,母病及子,乃见肺肾同病。由于正气虚弱,邪毒、痰湿乘虚侵淫犯肺,或肺脾肾功能失调,瘀浊、瘀血、毒邪内生,终致气滞血瘀,痰凝毒聚,形成积块,积块既成,又进一步损伤肺气,灼耗肺阴,病情逐渐加重。

4.病势

本病总的趋势是由表及里,由气及血,窜发不定。由于本病乃痰毒淤滞于肺,而痰毒易于流窜,或流窜于皮下肌肤,或注于筋骨关节,或侵肝肾,或流窜于脑,故体表经络、筋骨脏腑均可受累。若肺脾肾亏耗,正气日衰,邪毒渐聚,病情进行性加重,终将正不胜邪,预后不良。

5.病机转化

初起以痰浊之邪为主,痰浊壅肺,肺失宣发肃降;病程中可因痰浊郁而化热,痰热壅肺,邪热下及大肠,阳明腑实,转为腑结肺阻证;痰热内蕴,郁而成毒,邪毒迫肺,转为热毒犯肺证。部分患者亦可初起即以热毒炽盛为主,表现为热毒犯肺证。病久则正气日衰,邪毒渐聚,积块增大,进一步侵蚀肺脏,耗损气阴,表现为虚实夹杂之证,或以正虚为主,或以邪实偏盛。正虚因脏腑、阴阳、气血之虚而有区别,邪实亦因气滞、血瘀、痰凝、毒聚而有偏重。

三、诊断和鉴别诊断

(一)诊断依据

(1)以刺激性咳嗽,痰中带血或咯血,胸痛,胸闷,气急,发热等为主要症状。

(2)痰液脱落细胞检查可发现癌细胞。

(3)胸部 X 平片、CT、支气管造影等,如发现占位性病变,可协助诊断,支气管镜、同位素扫描及活体组织检查有助确诊。

(4)30 岁以上,有长期吸烟史的男性更应引起注意。

(二)鉴别诊断

1.肺痈

二者均有咳嗽、胸痛、发热等症,但肺痈急起畏寒发热,咳吐大量脓臭痰,血细胞总数及中性粒细胞比例显著增高,血及痰培养可分离出致病菌,结合 X 线等检查,不难鉴别。

2.咳嗽

咳嗽可伴胸痛、血痰、发热等症,需与本病鉴别。结合 X 线、痰液脱落细胞检查,鉴别不难。

3.肺痨

肺痨有低热、乏力、咯血等症状,咳痰的程度与病灶轻重有关。痰培养和涂片检查可找到结核杆菌,结合 X 线等检查,可作出鉴别。

四、辨证论治

(一)辨证要点

1.辨主症

(1)咳嗽:是肺癌比较常见的症状之一。癌肿蚀肺,痰凝毒聚,刺激气道,肺之宣肃失司,则发生顽固性阵发性呛咳。

(2)血痰:约有半数以上患者有血痰。肺朝百脉,气滞血瘀,痰凝毒聚,肺络受损,故痰中带血,可持续数周或数月,也可间断出现,大量咯血比较少见。

(3)胸痛:轻度胸痛是肺癌较常见的症状之一,早期多表现为间歇性、部位不固定的深部压迫感或钝痛,病情进一步发展,则疼痛持续固定而剧烈,一般止痛药无效,为邪踞正虚,气机不畅所致。

(4)发热:邪郁化热,邪毒胶结难解,此类发热虽经清热解毒、化痰止咳治疗后可暂时缓解,但常反复发作,若毒邪深伏,热势很难消退,一般呈中度热。

(5)其他症状:癌肿既成,肺失宣肃,经气不利,可出现声音嘶哑;癌肿侵蚀,还可见吞咽困难、上肢疼痛、感觉异常、肌肉萎缩等症。

2.辨标本虚实

肺癌是在正虚的基础上发病的,因此应以正虚为本,而气滞、血瘀、痰凝、毒聚等皆属于标。本虚标实是本病的病机关键,未有仅标实而正不虚者,即使是早期患者,也有正虚的症状出现。其实者,气滞、血瘀、痰凝、湿聚、毒火聚于肺,局部为实;其虚者,全身气血阴阳虚衰,整体为虚。

(二)治疗原则

本病为正气虚损,痰气瘀毒胶结肺部的疾病,总属本虚标实,故以扶正祛邪为治疗原则。扶正培本,化痰软坚,清热解毒为其治疗大法。

值得一提的是,早期肺癌应以手术切除为主,但本病早期不易发现,大部分患者确诊已属中、晚期,而不能手术,采用放疗、化疗,其不良反应相当明显,中西医结合治疗,常可取长补短。

(三)分证论治

1.阴虚内热证

症舌脉:咳嗽少痰或无痰,或痰少而黏,或痰黄难咳,或痰中带血,气促胸痛,心烦少寐,低热盗汗,咽干口燥,或咽干声哑,大便秘结,小便黄赤,舌质红或黯红,少苔或光剥无苔,脉细数。

病机分析:邪毒蕴肺化热或火热刑金耗伤阴液,灼伤肺肾之阴而见低热,盗汗,干咳无痰或痰少而黏,或痰黄难咳;肺络受损,则痰中带血;肺气壅阻,则气促胸痛;阴虚肺燥,津液不能上承,则咽干口燥,或咳声嘶哑;阴虚火旺,故心烦不寐,午后低热,便结尿赤;舌红,少苔或光剥无苔,均为阴虚内热之象。

治法:养阴清肺,化痰散结。

方药运用:

(1)常用方:沙参麦冬汤加减。药用北沙参、麦门冬、天门冬、百合、玄参、炙鳖甲、杏仁、百部、瓜蒌皮、桑白皮、地骨皮、山慈菇、半枝莲。

肺喜润而恶燥,以甘寒清润之沙参、麦冬为君药,养阴润肺,清热生津;配天冬、百合滋阴养肺,玄参、鳖甲滋补肾阴,肺肾同补,金水相生,共为臣药;佐以杏仁、百部、瓜蒌皮、桑白皮止咳化痰,以复肺之宣肃功能,阴虚生内热,又佐地骨皮滋阴退热,邪毒蕴肺,结而不散,更佐半枝莲、山慈菇解毒散结。

(2)加减:胸痛加郁金、三七、丝瓜络(乳香拌炒)行气活络止痛;发热不退加七叶一支花、夏枯草、蒲公英清热解毒;咯血量多加生大黄、白及凉血收敛止血;盗汗不止加牡蛎、玉米茎心、浮小麦、功劳叶养阴敛汗。

(3)临证参考:若肺肾阴虚,热毒内聚,可用清燥救肺汤合苇茎汤加减。

2.气阴两虚证

症舌脉:咳嗽少痰,痰中带血,气短,神疲乏力,面色㿠白,恶风自汗或盗汗,口干不多饮,舌质淡红有齿痕,苔薄,脉细弱。

病机分析:热毒郁滞,耗伤气阴,肺失宣降则咳嗽少痰,气短乏力,口干不多饮;若肺络受损,则痰中带血;舌质淡红有齿痕,苔薄,脉细弱,均为气阴两虚之象。

治法:益气养阴,清热化痰。

方药运用:

(1)常用方:生脉散加减。药用黄芪、太子参、沙参、天门冬、麦门冬、五味子、杏仁、百部、川贝母、瓜蒌皮、半枝莲、龙葵。

方中黄芪、太子参益气化津,实卫气而止汗保津,为君药;沙参、天门冬、麦门冬、五味子养阴生津,共为臣药;佐以杏仁、川贝母、百部、瓜蒌皮润肺止咳化痰,半枝莲、龙葵泻火解毒抗癌。综观全方,以益气、生津保肺为主,兼顾清热化痰,解毒抗癌,扶正不忘祛邪之意。

(2)加减:气虚甚者,加西洋参、山药;咯血者,加白及、白茅根。

(3)临证参考:本证偏脾肺气虚者,宜健脾益气,可酌加化痰之品;偏肺肾阴虚者,宜养阴润肺为主,不可妄用温燥。

3.阴阳两虚证

症舌脉:咳嗽痰少,胸闷气急,动则喘促,面色㿠白,腰膝酸软,畏寒肢冷,舌质淡红,苔薄白,脉象沉细。

病机分析:肺肾阴虚,日久常可阴损及阳,致肾阳虚衰而见面色㿠白,腰膝酸软,畏寒肢冷;肺虚宣肃失常则咳嗽痰少,胸闷气急,动则喘促;舌质淡红,苔薄白,脉象沉细为阴阳两虚之象。

治法:补肾益肺,阴阳两调。

方药运用:

(1)常用方:沙参麦冬汤合赞育丹加减。药用北沙参、天门冬、生地黄、玄参、熟地黄、淫羊藿、肉苁蓉、补骨脂、锁阳、巴戟肉、菟丝子、干蟾皮、半枝莲、蚤休。

方中北沙参、天门冬补养肺阴;生地、玄参、熟地滋肾养阴;淫羊藿、肉苁蓉、补骨脂、锁阳、巴戟肉、菟丝子温肾补阳;干蟾皮、半枝莲、蚤休清热解毒,化痰散结以消癌肿。

(2)加减:阴虚明显者,可加山茱萸、龟甲、女贞子;伴气虚者,可加黄芪、人参、黄精。

(3)临证参考:本证亦可选用生脉散合二仙汤化裁。

4.气滞血瘀证

症舌脉:咳嗽不畅,胸胁胀痛,痛有定处,大便秘结,唇甲紫黯,舌质黯红或青紫或有瘀点、瘀斑,苔薄黄,脉细弦或涩。

病机分析:气滞血瘀,痰瘀互结,气机不利,则咳嗽不畅,胸胁胀痛或剧痛,痛有定处,唇甲紫黯;舌质黯红或青紫或有瘀点瘀斑,苔薄黄,脉细弦或涩均为气滞血瘀之象。

治法:理气活血。

方药运用:

(1)常用方:复元活血汤加减。药用酒大黄、柴胡、八月札、郁金、莪术、丹参、王不留行、桃仁、炮穿山甲、天花粉。

方中大黄活血祛瘀,荡涤留瘀败血,使之下行,柴胡疏肝调气,以解郁结,一升一降,相辅相成,共为君药;臣以八月札、郁金疏肝理气,再配莪术、丹参、王不留行、炮穿山甲、桃仁活血祛瘀;佐以天花粉入血分消瘀散结,兼养血润燥,使瘀祛而不伤正。

(2)加减:痰夹血块者,加生侧柏叶、仙鹤草凉血止血;邪毒结肺,痰黏难咳,可加蚤休、干蟾皮、铁树叶解毒散结。

(3)临证参考:本证亦可用血府逐瘀汤加减。

5.脾虚痰湿证

症舌脉:咳嗽痰多,胸闷气短,纳少腹胀,神疲乏力,舌质淡胖有齿痕,苔白腻,脉濡缓或濡滑。

病机分析:脾气虚弱,脾失健运,水谷精微不能生化输布,则蕴湿生痰,或肺气虚弱,津液失于输布,津聚为痰,痰贮于肺,则痰凝气滞而见咳嗽痰多,气短胸闷,纳呆,大便溏薄;脉滑或濡滑,苔白腻,舌质淡胖有齿痕为脾虚痰湿之象。

治法:益气健脾,理气化痰。

方药运用:

(1)常用方:六君子汤加减。药用党参、生白术、茯苓、陈皮、清半夏、薏苡仁、白扁豆、山药、神曲、紫菀、款冬花、半枝莲、鱼腥草、山慈菇。

方中党参、白术、茯苓、薏苡仁、白扁豆、山药、神曲益气健脾化湿,使痰无所成;紫菀、款冬花、半夏肃肺化痰;陈皮理气燥湿,使气顺则痰消;半枝莲、鱼腥草、山慈菇解毒抗癌。

(2)加减:若痰湿较重,不得温化者,可予温肺化痰之品,如麻黄、白芥子、干姜之属,但用量不宜过大。

(3)临证参考:本证痰浊偏盛者,可用导痰汤加味。虚甚者,加紫河车;脾肺气虚日久累及于肾,而见腰痛者,加杜仲、枸杞子、淫羊藿、补骨脂、山萸肉;胸痛者,加西黄丸。

(四)其他疗法

1.中成药

(1)养阴清肺糖浆:每次 20mL,每日 2 次,温开水送服。适用于肺热阴虚,肺癌患者出现干咳无痰,咽干口燥,五心烦热,盗汗,舌红少苔或无苔,脉细数。

(2)生脉饮:每次 10mL,每日 3 次。适用于肺癌日久,气阴两伤。

2.单验方

(1)肺癌基本方:北沙参、浙贝母、天门冬、五味子、麦冬、蒲公英、炒山栀、紫花地丁、紫草、鱼腥草、生地、地骨皮、生地榆、百部。

(2)肺癌Ⅱ号方:苦参、鱼腥草、山海螺、金银花、白石英、白花蛇舌草、生牡蛎、夏枯草、葶苈子、沙参、百部、八月札、天门冬、干蟾皮、守宫粉。

(3)肺癌Ⅲ号方:玉竹、沙参、黄精、麦冬、鳖甲、太子参、玄参、薏苡仁、天门冬。

(4)肺癌Ⅳ号方:桑白皮、地骨皮、沙参、杏仁、麦冬、天门冬、阿胶、太子参、罂粟壳、僵蚕、鳖甲、十大功劳。

(5)清肺抗癌汤:北沙参、黄芩、鱼腥草、仙鹤草、浙贝母、当归、杏仁、前胡、天门冬、麦冬、橘皮。

(6)鸦胆子适量,制成10%鸦胆子油静脉滴乳剂,10～40mL加入5%葡萄糖注射液500mL静脉滴注,每日1次,30d为1个疗程。主治肺癌脑转移。

(7)蟾蜍胆,每次5只,每日2次,连服2个月。

3.对症用药

在辨证用药基础上,根据症状酌情选用下列药物。

(1)咳嗽:前胡、杏仁、紫菀、川贝母。

(2)痰多:生胆南星、生半夏、礞石。

(3)黄痰:鱼腥草、淡竹沥、天竺黄、桑白皮、开金锁。

(4)痰中带血或咯血:仙鹤草、白及、三七、茜草根、生地榆、云南白药、黛蛤散。

(5)喘咳:炙苏子、佛耳草、蚕蛹、黑锡丹、胡颓叶。

(6)胸痛:徐长卿、延胡索、乳香、没药、全蝎、蜈蚣。

(7)胸水:葶苈子、桑白皮、龙葵、商陆。

(8)低热:银柴胡、青蒿、地骨皮、竹叶、马鞭草。

(9)高热:生石膏、寒水石、知母、鸭跖草、牛黄、神犀丹、紫雪丹。

(10)肿块:猫爪草、山慈菇、海藻、生牡蛎、夏枯草、昆布、西黄丸、小金丹。

(11)肺癌常用抗癌中草药:石上卷柏、石见穿、草河车、白英、山豆根、白花蛇舌草、夏枯草、半枝莲、生南星、守宫、岩白菜、冬凌草、黄药子、败酱草。

第二章　心脑病症

第一节　心悸

一、定义

心悸包括惊悸和怔忡,是指由于气血阴阳亏虚,心失所养,或痰瘀阻滞心脉,邪扰心神所致,患者自觉心中悸动,惊惕不安,甚则不能自主的病证。常伴有气短,胸闷,甚则眩晕,喘促,脉象或迟或数,或节律不齐。其中因惊恐、劳累而发,时发时止,不发时如常人,病情较轻者,为惊悸;并无外惊,每由内因引起,自觉终日心中惕惕,稍劳即发,病来虽渐,但全身情况较差,病情较为深重者,为怔忡。惊悸日久不愈,可发展为怔忡。

二、病因病机

(一)病因

1.感受外邪

风寒湿邪,侵袭体表,痹阻经脉,内舍于心,发为心悸。

2.情志所伤

恼怒伤肝,肝气郁滞,日久化火,气火扰心则心悸;若气滞不解,久则血瘀,心脉瘀阻,亦可心悸;忧思伤脾,阴血亏耗,心失所养则心悸;脾胃受损,运化失司,酿生痰湿,痰浊阻络亦可致心悸;突受惊恐,心神慌乱,不能自主亦可发为心悸。

3.饮食失调

过食肥甘醇酒,损伤脾胃,运化失司,湿聚成痰,日久痰浊阻滞心脉,或气血生化乏源,心失所养,均可发生心悸。

4.劳欲过度

房劳过度,损耗肾精,精血亏虚,心失所养;或烦劳不止,劳伤心脾,心气受损,均可发生心悸。

5.他病失养

咳喘日久,心肺气虚,或肺虚及肾,心肾虚衰可引发心悸;水肿日久,或中阳不运,水饮内停,继而水饮凌心而心悸;温热病邪,稽留不除,扰乱心神,可致心悸;急性大出血或长期慢性失血均可致心血亏虚,心失所养而引起心悸。

(二)病机

1.发病

因外感、惊恐、失血等引发者,一般发病较急,其他则发病较缓,遇诱因常反复发作。

2.病位

主要病位在心,但涉及肝、脾、肺、肾诸脏。

3.病性

以虚为主,本虚标实。本虚主要为气、血、阴、阳不足,心失所养;标实为气滞血瘀、痰浊水饮、火热毒邪等扰乱心神。

4.病势

早期主要是心之气血阴阳亏虚,气滞、血瘀、痰浊、热毒等实邪阻滞心络,扰乱心神;日久心病可及脾、肺、肾等其他脏腑,病机复杂,病情加重。

5.病机转化

心悸以虚为主,其病机转化主要与脏腑气血阴阳亏虚的程度有关。如心气虚可进一步发展为心阳虚,心血虚可进一步发展为心阴虚,心阴虚日久致心肾阴虚,心阳虚日久可致肾阳虚等;阴损及阳或阳损及阴,又可致阴阳俱损等。由于脏腑功能失调,水饮、痰浊、瘀血内生,阻滞脉络,或郁而化热,扰乱心神等,都可因虚致实,形成虚实夹杂之证。至晚期五脏俱损,心阳暴脱,可出现厥脱、抽搐等危候,甚至死亡。

三、诊断与鉴别诊断

(一)诊断依据

(1)自觉心搏异常,或快速或缓慢,或跳动过重,或忽跳忽止,呈阵发性,或持续不解,神情紧张,心慌不安。

(2)伴有胸闷不适、心烦寐差、颤抖乏力、头晕等症。中老年患者,可伴有心胸疼痛,甚则喘促,汗出肢冷,或见晕厥。

(3)可见数、促、结、代、缓、迟等脉象。

(4)常有情志刺激、惊恐、紧张、劳倦、饮酒等诱发因素。

(5)血常规、红细胞沉降率、抗"O"、T_3、T_4及心电图，X线胸部摄片，测血压等检查，有助于明确诊断。

(二)鉴别诊断

1.胸痹

胸痹虽有胸中窒闷不舒、短气，但以心痛为主要症状，心电图上多有ST段改变。而心悸仅以自觉心跳剧烈，胸中不适，惊惕不安，不能自主为特征，心电图上多有心律异常改变。

2.奔豚

奔豚发作时亦觉心胸躁动不安，但发自少腹，上下冲逆；而心悸系心跳异常，发自于心。

四、辨证论治

(一)辨证要点

1.辨惊悸与怔忡

惊悸与怔忡同属于心悸，但二者有区别。惊悸常由外因而成，偶受外来刺激，或因惊恐，或因恼怒，均可发病，发则心悸，时作时止，病来虽速，但全身情况较好，病势浅而发作持续短暂，以实证居多，但也有内虚的因素存在；怔忡每由内因引起，并无外惊，自觉心中惕惕，稍劳即发，病来虽渐，但全身情况较差，病情较为深重，以虚证居多。但两者又有密切关系。惊悸日久可发展为怔忡，怔忡患者，又容易受外惊所扰，而使病情加重。

2.辨标本虚实

心悸属本虚标实之病，而以本虚为主。凡心悸气短，神疲乏力，自汗出，易感冒者属气虚；心悸头晕而面色不华者，属血虚；心悸盗汗，口干潮热者属阴虚；心悸肢冷，畏寒气喘者属阳虚；心悸胸闷，胁腹胀气，遇情志波动，症状加重者属气滞；心悸唇黯，舌有瘀斑，脉结代者为血瘀；心悸体丰，恶心纳呆，舌苔腻者属痰湿；心悸舌苔水滑，或肢肿而浮，尿少者属水饮。

(二)治疗原则

由于心悸的主要病机为气血不足、阴阳失调、气滞血瘀、痰浊水饮等，故益气养血、滋阴温阳、行气化瘀、化痰涤饮以及养心安神、重镇安神等均为心悸的治疗大法。虚当补之，实当泻之。若久病，虚实夹杂，病机复杂者则宜标本兼顾，攻补兼施。若出现心阳暴脱的厥脱、抽搐等危候应积极采取中西医结合抢救措施。

（三）应急措施

1.脉率快速型心悸（心率≥120次/分）

生脉注射液20～30mL加入50%葡萄糖注射液20～40mL中静脉推注,连用3～5次多能控制病情,继以每日2次,巩固疗效。

2.脉率过缓型心悸（心率<60次/分）

（1）参附注射液10～20mL加入50%葡萄糖注射液20～40mL中缓慢静脉推注,每日2～3次,或以大剂量静点。

（2）人参注射液10～20mL加入50%葡萄糖注射液20～40mL中静脉推注,每日2～3次。

3.脉率不整型心悸

福寿草片,每次1片,病情顽固者每次2片,每日2～3次。病情控制后每次1/3～1/2片。必要时应及时进行中西医结合抢救治疗。

（四）分证论治

1.心虚胆怯证

症舌脉:心悸不宁,善惊易恐,坐卧不安,少寐多梦易醒,恶闻声响,舌苔薄白或如常,脉数或虚弦。

病机分析:惊则气乱,心神不能自主,故发为心悸;心不藏神,则心中惕惕,善惊易恐,坐卧不安,少寐多梦易醒,恶闻声响;脉数或虚弦为心神不安,气血逆乱之象。本型病情较轻者,时发时止;重者怔忡不宁,心慌神乱,不能自主。

治法:益气养心,镇惊安神。

方药运用:

（1）常用方:平补镇心丹加减。药用人参、麦冬、五味子、山药、生地黄、熟地黄、肉桂、炙远志、磁石、生龙骨、生牡蛎、酸枣仁、茯神、炙甘草。

病由心胆气虚而心悸易惊,故当益气养心壮胆治其本。方中人参、麦冬、五味子益气养心壮胆,是为君药;山药、生熟地黄、肉桂调补阴阳,辅助君药益心壮胆扶正,为臣药;生龙骨、生牡蛎、磁石重镇安神定惊,酸枣仁、远志、茯苓养心壮胆以安神定惊,共为佐药;炙甘草调和诸药,为使药。

（2）加减:心气虚者,加黄芪;心阴不足者,重用酸枣仁、五味子,并加柏子仁;痰浊蕴热见心悸而烦,善惊痰多,食少泛恶,舌苔黄腻,脉滑数者,可用黄连温胆汤,或加味温胆汤加安神养心之品。

（3）临证参考:本证亦可用安神定志丸加琥珀、磁石、朱砂治之。在药物治疗同时当配合心理治疗,并避免不良精神刺激。

2.心气不足证

症舌脉:心悸气短,头晕乏力,动则心悸,静则悸缓,自汗,舌淡红,苔薄白,脉细弱。

病机分析:心气不足,不能鼓动血液正常运行,心失所养,则心悸气短,脉细弱;清窍失养,则头晕乏力;气虚而表卫不固,则自汗;舌淡红、苔白均为心气不足之征。

治法:补益心气,养心安神。

方药运用:

(1)常用方:五味子汤加减。药用五味子、黄芪、人参、麦冬、玉竹、沙参、酸枣仁、柏子仁、合欢皮、炙甘草。

心气不足,鼓动血脉无力,心之脉络失养,故须补益心气治其本。方中五味子、人参、黄芪补益心气,为君药;麦冬、玉竹、沙参补心益阴,合君药可使心之气血阴阳和调,为臣药;心主神,心气虚,神不守舍,故用酸枣仁、柏子仁、合欢皮宁心安神以定悸,为佐药;炙甘草既可益心气,又能调和诸药,是为使药。

(2)临证参考:本证亦可用炙甘草汤加减。由于心气不足者常有不同程度的心功能减退,可加人参皂苷片、福寿草苷片或用生脉注射液、人参注射液缓慢静脉滴注,或重用黄芪至30g;气虚症状明显者,可用肉桂或附片3～5g,取少火生气之意,增加益气药物的效应。

3.心脾两虚证

症舌脉:心悸气短,头晕目眩,面色不华,神疲乏力,或纳呆腹胀,便溏,舌淡红,苔薄,脉细弱。

病机分析:脾胃虚弱,运化失司,则纳呆腹胀便溏;气血生化之源,气虚血亏,周身失养则倦怠乏力,头晕目眩,面色不华;心血失养,血不养心,心神失守则见心悸气短;舌淡红、苔薄、脉细弱亦为血亏之征。

治法:益气健脾,补血安神。

方药运用:

(1)常用方:归脾汤加减。药用炙黄芪、人参、白术、当归、龙眼肉、酸枣仁、茯神、远志、木香、生甘草。

脾胃虚弱,气血生化乏源,心血不足,心神失养,神不守舍而成心悸,故当补益脾胃,养血益心以安神。方中黄芪、人参、白术益气健脾,补益后天之本,鼓舞气血生化之源,故为君药;当归、龙眼肉、酸枣仁辅助主药补养心血而安神,为臣药;茯神、远志宁心安神以定悸,木香行气悦脾,以防补养药壅滞碍胃,为佐药;甘草既可健脾益气,又可调和诸药,是为使药。

(2)加减：纳呆腹胀者，加陈皮、谷麦芽、神曲、山楂、枳壳、鸡内金；乏力、气短、神疲者，重用人参、黄芪、白术、甘草，少佐肉桂，取少火生气之意；失眠多梦者，加合欢皮、夜交藤、五味子、柏子仁、莲子心。

(3)临证参考：本证多由思虑劳倦过度，脾虚气血生化乏源以及心血暗耗所致，临床常为功能性心律失常，因此起居有节，劳逸有度，睡前避免不良刺激，为辅助治疗措施。

4.心阴亏虚证

症舌脉：心悸易惊，心烦失眠，五心烦热，口干盗汗，或头晕目眩，耳鸣腰酸，舌红少津，苔少或无苔，脉细数。

病机分析：肾阴不足，水不济火，阴血不能上济于心，以致心阴亏虚，心火内动，扰动心神，故心悸易惊，心烦失眠；阴亏于下，则见腰酸；阳扰于上，则头晕目眩耳鸣；五心烦热、口干盗汗、舌红少津、苔少或无苔、脉细数均为阴虚火旺之征。

治法：滋养阴血，宁心安神。

方药运用：

(1)常用方：天王补心丹加减。药用生地黄、玄参、麦冬、天冬、丹参、当归、人参、五味子、酸枣仁、柏子仁、远志、桔梗。

心之阴血不足，心失所养，神不守舍而成心悸，故宜滋养阴血，养心阴安心神。方中生地黄、玄参滋阴填精固本以制虚火，为君药；麦冬、天冬助君药以养心阴，丹参、当归养血助阴，人参、五味子益气以生阴，共为臣药；酸枣仁、柏子仁、远志养心宁神以定悸，为佐药；桔梗载药入心，为使药。

(2)加减：若兼口干口苦、咽燥心烦者，为阴虚内热较甚，加黄连、栀子、淡竹叶、朱砂以清心火、宁心神，或用朱砂安神丸治之；盗汗者，加山萸肉、乌梅滋阴敛汗；若心肾不交者，可合用黄连阿胶汤以交通心肾，滋阴补肾，清心降火。

(3)临证参考：临证应辨阴虚与火旺孰轻孰重，从而确定以滋阴为主，还是以清心降火为主。

5.心阳不振证

症舌脉：心悸不安，胸闷气短，面色苍白，形寒肢冷，舌淡苔薄，脉象虚弱或沉细而数。

病机分析：久病体虚，损伤心阳，心失温养，故心悸不安；胸中阳气不足，故胸闷气短；心阳虚衰，血液运行迟缓，肢体失于温煦，故形寒肢冷，面色苍白；舌淡苔薄，脉象虚弱，或沉细而数，均为心阳不足，鼓动无力之征。

治法：温补心阳，安神定悸。

方药运用：

(1)常用方：桂枝甘草龙骨牡蛎汤合参附汤加减。药用桂枝、人参、炮附片、黄芪、玉竹、麦冬、煅龙骨、煅牡蛎、炙甘草。

心阳不振，无以温养心神，心神不守而成心悸，治宜温振心阳为主。方中桂枝、附片为辛热之品，峻补元阳以温振心阳，为君药；人参、黄芪益气助阳，玉竹、麦冬滋阴以助心阳，有阳得阴助则生化无穷之意，为臣药；龙骨、牡蛎重镇安神以定悸，为佐药；炙甘草益气养心，调和诸药，为使药。

(2)加减：形寒肢冷者，重用人参、附片、黄芪、肉桂；大汗出者，重用人参、黄芪及煅龙骨、煅牡蛎，加用山萸肉，或用独参汤煎服；兼见水饮内停者，加葶苈子、五加皮、车前子、泽泻等；夹瘀血者，加丹参、赤芍、桃仁、红花。

(3)临证参考：对兼有肾阳不足症状者，应以温补心肾为主，可选用麻黄附子细辛汤加减治疗。

6.水饮凌心证

症舌脉：心悸眩晕，胸脘痞满，形寒肢冷，小便短少，或下肢水肿，渴不欲饮，恶心吐涎，舌苔白滑，脉象弦滑。

病机分析：水为阴邪，赖阳气化之，今阳虚不能化水，水邪内停，上凌于心，故见心悸；阳气不能达于四肢，不能充于肌表，故形寒肢冷；饮阻于中，清阳不升，则见眩晕；气机不利，故胸脘痞满；如气化不利，水液内停，则渴不欲饮，小便短少或下肢浮肿；饮邪上逆，则恶心吐涎；舌苔白滑、脉象弦滑亦为水饮内停之象。

治法：温阳化饮，宁心安神。

方药运用：

(1)常用方：苓桂术甘汤合真武汤加减。药用炮附片、桂枝、茯苓、白术、猪苓、泽泻、五加皮、葶苈子、防己、甘草。

脾肾阳虚，水湿泛滥，上凌心脉，发为心悸，故须温运脾肾阳气以化水饮为主。方中附片大辛大热之品，峻补元阳，温运脾肾，故为君药；桂枝助君药温振心阳，为臣药；茯苓、白术、猪苓健脾利水，泽泻、五加皮、葶苈子、防己皆能通调水道以利水，共为佐药；甘草甘缓和中，且能调和诸药，为使药。

(2)加减：恶心呕吐者，加姜半夏、陈皮、生姜皮；尿少肢肿者，重用泽泻、猪苓、茯苓、防己、葶苈子，加大腹皮、车前子；兼有肺气不宣者，加杏仁、前胡、桔梗；兼见瘀血者，加当归、川芎、刘寄奴、泽兰叶、益母草。

(3)临证参考：本证多见于各种原因引起的心功能不全而伴有水肿、尿少、夜间阵发性咳嗽或端坐呼吸，治应温阳利水。对病情危重者，可反复、大量应用独参针、生脉针静脉推注或静脉滴注。

7.心脉瘀阻证

症舌脉:心悸不安,胸闷不舒,心痛时作,或见唇甲青紫,舌质紫黯或有瘀斑,脉涩或结代。

病机分析:心主血脉,心脉瘀阻,心失所养,故心悸不安;血瘀气滞,心阳被遏,则胸闷不舒;心络挛急,则心痛时作;脉络瘀阻,故见唇甲青紫;舌质紫黯或有瘀斑,脉涩或结代,均为瘀血蓄积,心阳阻遏之征。

治法:活血化瘀,理气通络。

方药运用:

(1)常用方:血府逐瘀汤加减。药用桃仁、红花、川芎、赤芍、川牛膝、当归、生地黄、北柴胡、枳壳、炙甘草。

病在血分,瘀血阻滞心络,气血运行不畅,心失所养而成心悸,故宜活血化瘀通络治其本。方中桃仁、红花、川芎、赤芍、川牛膝活血化瘀通络,共为君药;当归、生地黄养血活血,使诸药活血通络而不伤正,柴胡、枳壳行气以活血通络,取气为血帅之意,共为臣佐药;炙甘草调和药性为使药。

(2)加减:气滞血瘀者,重用柴胡、枳壳,加香附、郁金、延胡索、陈皮;因虚致瘀者,去柴胡、枳壳,加党参、黄芪;血虚者,加何首乌、枸杞子、熟地黄;阴虚者,加麦冬、玉竹、女贞子、旱莲草;阳虚者,加附片、肉桂、淫羊藿、巴戟天;心悸明显者,加龙骨、牡蛎、琥珀、磁石。

(3)临证参考:本证病在血分,为瘀血阻络。治宜在上方基础上配合丹参注射液20~40mL加入5%~10%葡萄糖注射液中静脉滴注,每日1次。

(五)其他疗法

1.中成药

(1)生脉注射液:适用于缓慢型心律失常而有气阴两虚见症者。本品40~60mL加入5%葡萄糖注射液250mL中静脉滴注,每分钟40~60滴,每日1次,10~15d为1个疗程。

(2)参附注射液:适用于心阳不振所致心悸。肌内注射,每次2~4mL,每日1~2次;静脉滴注,每次10~20mL,以5%或10%葡萄糖注射液250~500mL稀释后使用;静脉推注,每次5~20mL,用5%或10%葡萄糖注射液20mL稀释后使用,或遵医嘱。

(3)参麦注射液:适用于心阴亏虚型心悸。肌内注射,每次2~4mL,每日4次;静脉滴注,每次10~60mL加入5%葡萄糖注射液250~500mL稀释后应用,或遵医嘱。

（4）滋心阴口服液：适用于心阴不足型心悸。每次 1 支（10mL），每日 3 次口服。

（5）补心气口服液：适用于心气不足型心悸。每次 1 支（10mL），每日 3 次口服。

2.单验方

（1）甘草 30g，水煎服。

（2）苦参 20g，水煎服，适用于心悸而脉数或促的患者。

（3）紫石英 10～15g，水煎服。

（4）定心汤：龙眼肉 30g，酸枣仁 15g，山萸肉 15g，炒柏子仁 12g，生龙骨 12g，生牡蛎 12g，生乳香 3g，没药 3g。水煎服。

（5）养心镇惊汤：白芦根 15g，天竺黄 9g，龙骨 9g，牡蛎 9g，钩藤 9g，煅磁石 12g，生白芍 15g，忍冬藤 9g，茯神 9g，朱砂 5g，石菖蒲 10g。水煎服。

3.针灸

（1）针刺内关、三阴交、通里穴。

（2）取手厥阴心包经、手少阴心经、足太阳膀胱经穴为主，可交替进行。

（3）耳针取心、神门、皮质下、胸区、交感，每次 2～3 穴，留针 20min。

第二节　胸痹心痛

胸痹心痛是由于正气亏虚，痰浊、瘀血、气滞、寒凝而致心脉痹阻不畅，临床上以膻中或左胸部发作憋闷、疼痛为主要表现的一种病证。轻者仅感胸闷如窒，呼吸欠畅，重者则有胸痛，严重者心痛彻背，背痛彻心。西医的冠状动脉粥样硬化性心脏病可按本病辨证论治。

一、病因病机

本病的发生多与寒邪内侵、饮食不当、情志失调、年老体虚等因素有关。胸痹发病的病理基础是胸阳不振。病理性质为本虚标实，实为寒凝、气滞、血瘀、痰阻，痹阻心阳，阻滞心脉；虚为心脾肝肾亏虚，心脉失养。

二、诊断与鉴别诊断

1.诊断依据

（1）左侧胸膺或膻中处突发憋闷而痛，疼痛性质为隐痛、胀痛、刺痛、绞痛、灼痛。疼痛常可窜及肩背、胃脘等部。可兼心悸。

(2)突然发病,时作时止,反复发作,持续时间短暂,一般几秒至数十秒,经休息或服药后可迅速缓解。

(3)多见于中老年人,常因情志波动,气候变化,多饮暴食,劳累过度等而诱发。

(4)心电图应列为必备的常规检查,必要时可做动态心电图,并进行心功能测定,运动试验心电图及血清心肌坏死标志物检查有助于诊断。

2.鉴别要点

(1)胃脘痛:胸痹之不典型者,其疼痛可在胃脘部,而易与胃脘痛相混淆,但胃脘痛多伴有嗳气,呃逆,泛吐酸水或清涎等脾胃证候,局限有压痛,以胀痛为主,持续时间长,可予以鉴别。

(2)真心痛:乃胸痹心痛的进一步发展,症见心痛剧烈,甚则持续不解,伴有汗出肢冷、面白、唇紫,手足青至节,脉微细或结代等的一种危重证候。

三、辨证论治

1.辨证要点

(1)辨疼痛发生的部位:局限于胸膺部位,多为气滞或血瘀;放射至肩背、咽喉、脘腹甚至手臂、手指者,为虚损已显,邪阻已著;胸痛彻背,背痛彻心,多为寒凝心脉或阳气暴脱。

(2)辨病性:体壮年轻初痛者多实证,应辨别属痰浊、阴寒、瘀血;久病年老者多虚证,应辨别属气虚、阴虚、阳虚。

2.治疗原则

本病为本虚标实,虚实夹杂,急则治其标,缓则治其本,或标本兼顾。

3.应急措施

急性发作时可选择以下药物:心痛舒喷雾剂,对准舌下,每次喷雾1~2下;速效救心丸10~15粒,舌下含服;麝香保心丸3~5粒,舌下含服;川芎嗪注射液120~160mg加入5%葡萄糖注射液250~500mL静脉滴注;复方丹参注射液12~20mL加入5%葡萄糖注射液250mL静脉滴注;参麦注射液40mL加入5%葡萄糖注射液250~500mL静脉滴注。

4.分证论治

(1)心血瘀阻

主症:胸部刺痛,固定不移,入夜更甚,时或心悸不宁;舌质紫黯,脉象沉涩。

治法:活血化瘀,通络止痛。

方药：地奥心血康胶囊，每次 200mg，每日 3 次，连服 2 周后改为每次 100mg，每日 3 次；或复方丹参滴丸，每次 3 片，每日 3 次。

方用血府逐瘀汤加减。当归 12g，生地黄 10g，赤芍 12g，川芎 12g，牛膝 12g，桃仁 10g，红花 10g，柴胡 10g，枳壳 10g，甘草 6g，桔梗 6g。

（2）阴寒凝结

主症：胸痛彻背，喘不得卧，遇寒加剧，得暖痛减，面色苍白，四末欠温；舌淡，苔薄白，脉弦紧。

治法：辛温通阳，开痹散寒。

方药：麝香保心丸，每次 1～2 粒，每日 3 次。

方用枳实薤白桂枝汤加减。药用薤白 10g，枳实 10g，桂枝 10g，炮附子 10g，细辛 3g，干姜 6g。

（3）痰浊壅塞

主症：胸闷重而心痛轻微，肥胖体沉，痰多气短，遇阴寒天而易发作或加重，伴有倦怠乏力，纳呆便溏，口黏，恶心，咳吐痰涎；苔白腻或白滑，脉滑。

治法：通阳泻浊，豁痰开结。

方药：瓜蒌薤白半夏汤加味。药用瓜蒌 15g，半夏 10g，薤白 10g，石菖蒲 10g，枳实 10g，厚朴 10g。

（4）气阴两虚

主症：胸闷隐痛，时作时止，心悸气短，倦怠懒言，面色少华，头晕目眩，遇劳则甚；舌偏红或有齿痕，脉细弱无力或结代。

治法：益气养阴，活血通络。

方药：补心气口服液，每次 1 支（10mL），每日 3 次，4 周为 1 个疗程；或滋心阴口服液，每次 1 支（10mL），每日 3 次，4 周为 1 个疗程。

方用生脉散合人参养荣汤加减。药用人参 10g，麦冬 10g，五味子 10g，黄芪 15g，白术 10g，茯苓 15g，甘草 6g，当归 10g，白芍 15g，桂枝 6g。

（5）心肾阴虚

主症：胸闷且痛，心悸盗汗，心烦不寐，腰酸膝软，耳鸣，头晕；舌红，无苔或有剥裂，脉细数或结代。

治法：滋阴益肾，养心安神。

方药：左归饮加减。药用熟地黄 10g，山茱萸 10g，枸杞子 10g，怀山药 15g，茯苓 15g，甘草 6g。

（6）阳气虚衰

主症：胸闷气短，甚则胸痛彻背，心悸，汗出，畏寒，肢冷，腰酸，面色苍白，唇甲淡白或青紫，舌淡白或紫黯，脉沉细或沉微欲绝。

治法：益气温阳，活血通络。

方药：参附汤合右归饮加减。药用人参10g，附子10g，肉桂6g，熟地黄12g，山茱萸12g，山药15g，枸杞子12g，当归10g，杜仲10g。

若出现心阳欲脱之危候，急用参附注射液回阳救逆，每次10～20mL，加入5％葡萄糖注射液250～500mL静脉滴注。

5.针灸疗法

主穴心俞、厥阴俞。每次取主穴一对或一侧，不留针，每日1次，12～15d为1个疗程，疗程间休息3～5d。虚寒者配内关、通里穴，针后加灸，寒重时加灸肺俞、风门穴，肢冷重时加灸气海或关元穴；痰浊者配巨阙、膻中、郄门、太渊、丰隆穴，针用泻法；瘀血者配膻中、巨阙、膈俞、阴郄穴，针用泻法。

四、预防

注意避免寒冷刺激；怡情养性，避免精神刺激；饮食起居有节，不可劳累或暴饮暴食及过食肥甘厚味，禁烟酒等刺激性食物；久病年迈应加强体育锻炼。

第三节　眩晕

一、定义

眩晕是目眩与头晕的总称。目眩以眼花或眼前发黑，视物模糊为特征；头晕以感觉自身或外界景物旋转，站立不稳为特征。两者常同时并见，故统称眩晕。外感、内伤均可发生眩晕。

二、病因病机

（一）病因

1.外感风邪

风性善动，主升发向上，风邪外袭，上扰头目，故致眩晕。

2.七情内伤

忧郁太过，肝失条达，肝郁化火，或恼怒伤肝，肝阳上亢，上扰清空，发为眩晕；

忧思太过,伤及脾胃,气血生化乏源,清窍失养,或惊恐伤肾,肾精亏虚,髓海失养,亦可发为眩晕。

3.饮食不节

膏粱厚味,饥饱无度,过食生冷,均可损伤脾胃,脾失健运,水湿内停,聚而成痰,痰饮水湿上犯清窍,或饮食不节,脾胃日虚,气血生化乏源,清窍失养均可发为眩晕。

4.劳倦过度

劳倦伤脾,气血不足,或房事不节,肾精亏虚,均可导致清窍失养而发为眩晕。

5.年迈体衰

年迈体衰,肾之精气不足,脾气不充,气血生化不旺,清窍失养可发为眩晕。

6.久病失血

大病、久病均可伤及气血阴阳,致脑髓失养发为眩晕;失血日久,气血亏虚,无以上充脑髓,易致眩晕。

7.跌仆坠损

头颅外伤,瘀血停留,脑脉阻滞,发为眩晕。

此外凡外感六淫,内伤七情,饮食不节,劳欲过度,大病之后,均可诱发或加重本病。

(二)病机

1.发病

由外感风邪、情志郁勃、饮食不节、跌仆坠损所致之眩晕,一般呈急骤发作;而老年气衰、久病或失血、不寐、癫痫所致之眩晕,多为缓慢发生,但可呈阵发性加剧。

2.病位

眩晕病位在脑,但与心、肝、脾、肾密切相关,其中又以肝为主。

3.病性

气血不足,肝肾阴虚为病之本,风、火、痰、瘀为病之标。临床见症往往标本兼见,虚实交错。

4.病势

总的趋势是病初以风、火、痰、瘀实证为主,久则伤肝及脾、肾,最终可致肝脾肾俱虚。

5.病机转化

眩晕以本虚标实为主。早期一般标实证候多,如肝阳上亢、痰浊中阻、瘀血内阻、外感风邪等;中期由于肾水不足,肝阳上亢,尤其年迈体衰者,往往转化为肾精亏虚证或气血不足之证,病机复杂,病情较重,且常易发生变证、坏证。

三、诊断与鉴别诊断

(一)诊断依据
按照1995年国家中医药管理局发布的《中医病证诊断疗效标准》。

(1)头晕目眩,视物旋转,轻者闭目即止,重者如坐车船,甚则仆倒。

(2)可伴恶心呕吐,眼球振颤,耳鸣耳聋,汗出,面色苍白等。

(3)慢性起病,逐渐加重,或急性起病,或反复发作。

(4)测血压,查血红蛋白,红细胞计数及心电图,电测听,脑干诱发电位,眼震电图及颈椎X摄片,经颅多普勒等有助明确诊断。有条件者做CT、磁共振检查。

(二)鉴别诊断
1.中风

中风是以卒然昏仆、不省人事、口舌㖞斜、语言謇涩、半身不遂等为主症的一种疾病,或以不经昏仆而仅㖞僻不遂为特征。而眩晕除昏仆与中风相似外,无昏迷及㖞僻不遂等症,与中风迥然不同。但中年以上患者,肝阳上亢之眩晕,极易化为肝风,成为中风之先兆,演变为中风病。

2.头痛

眩晕和头痛均可单独出现,亦可同时互见,二者对比,头痛病因有外感、内伤两个方面,眩晕则以内伤为主。在辨证方面头痛偏于实证者多,而眩晕则以虚证为主。在主症方面头痛以痛为主,眩晕以晕为主,如头晕伴有头痛,亦可参考头痛辨证论治。

3.厥病

厥病以突然昏仆,不省人事或伴有四肢逆冷为主,患者一般短时内逐渐苏醒,醒后无偏瘫等后遗症,但亦有一厥不复而死亡者。眩晕则表现头晕目眩,甚则如坐舟车,站立不稳,晕眩欲仆或晕旋仆倒现象,与厥病十分相似,但无昏迷及不醒人事的表现,患者始终神志清醒,与厥病有异。

四、辨证论治

(一)辨证要点
1.证候特征

以头晕与目眩为主要证候。可突然起病,也有逐渐加重者;可时发时止,发则目眩,甚则眼前发黑,外界景物旋转颠倒不定,或自觉头身动摇,如坐舟车,站立不稳,眩晕欲仆或晕眩倒地。

2.辨病性

凡急性起病,伴有恶寒发热,鼻塞流涕或咳嗽或咽喉红肿,或头身如裹,脉浮等表证者,属外感眩晕,病性属实证。而本病证以内伤者居多,内伤眩晕病性多为本虚标实,虚实夹杂之证。若由情志因素引起眩晕,面红目赤,口苦者,属肝阳上亢;若由饮食不节引起晕冒,腹胀,头重如蒙,时吐痰涎,苔白腻者,病属痰浊;若眩晕伴有遗精滑泄,耳鸣脱发,腰脊酸软者,病属肾虚;眩晕伴有面色黧黑,口唇色黯,舌质有瘀斑、瘀点者,属血瘀;若面色㿠白,神疲气短,劳累后眩晕加剧,舌质胖嫩,边有齿痕者,属气血两虚。

(二)治疗原则

眩晕一证多为虚实夹杂、本虚标实之证,故治疗大法为补虚泻实,调整阴阳气血。阳亢者予镇潜息风;痰湿者予燥湿祛痰;痰火者予清热化痰;瘀血者予活血化瘀通络;气血虚者应益气补血,健脾养胃,助生化之源;肾精不足者应补肾填精;对由失血引起的晕眩,应首先治疗失血。

(三)分证论治

1.风邪上扰证

(1)症舌脉:眩晕,可伴头痛,恶寒发热,鼻塞流涕,舌苔薄白,脉浮;或伴咽喉红痛,口干口渴,苔薄黄,脉浮数;或兼见咽干口燥,干咳少痰,苔薄少津,脉浮细;或伴肢体困倦,头重如裹,胸脘闷满,苔薄腻,脉濡。

(2)病机分析:风邪外袭,客于肌表,循经上扰巅顶,邪遏清窍,故作眩晕。风寒束表则卫阳被郁,故恶寒发热;风寒袭肺,肺气不利则鼻塞流涕;风寒袭表则苔薄白,脉浮;风热上犯则咽喉红痛;热盛伤津则口干口渴;风热在表则苔薄黄,脉浮数;风燥袭肺,肺失宣降则见干咳少痰;燥盛则干,故见咽干口燥,苔薄少津,脉浮细亦为风燥外袭之象;风湿袭表,则见肢体困倦,头重如裹;风湿内阻,中焦气机不利则胸脘闷满;苔腻、脉濡亦为风湿之象。

(3)治法:风寒表证治以疏风散寒、辛温解表;风热表证治以疏风清热、辛凉解表;风燥表证治宜轻宣解表、凉润燥热;风湿表证治宜疏风散湿。

(4)方药运用

1)常用方:风寒表证用川芎茶调散加减。药用荆芥、防风、薄荷、羌活、北细辛、白芷、川芎、生甘草。

方中荆芥、防风疏散肌表风寒,为君药;细辛、薄荷、白芷、羌活辛散上行,能上达巅顶,疏散上部风邪,助君药驱风寒外出,共为臣药;川芎辛香走窜,上达头目,长于祛风活血，是为佐药；甘草调和药性，是为使药。

风热表证用银翘散加减。药用金银花、连翘、豆豉、牛蒡子、荆芥、薄荷、竹叶、钩藤、白蒺藜、生甘草。

方中金银花、连翘辛凉透邪解表，共为君药；荆芥、豆豉辛温解表，助君药开皮毛以逐邪外出，牛蒡子、薄荷疏散风热而解表，助君药辛凉透表之功，共为臣药；竹叶清上焦之热，导热从小便而出，钩藤、白蒺藜疏散肝经风热止晕，共为佐药；生甘草调和药性，为使药。

风燥表证用桑杏汤加减。药用桑叶、豆豉、杏仁、贝母、栀子、麦冬、沙参、玄参。

风燥袭表，邪在肺卫，治必辛透与凉润并进。方中桑叶轻清凉散，善能清疏肺经及在表之风热，而其性甘润，故对风燥之邪最为适合，是为君药；豆豉助君药轻宣解表，古人称为解表之润剂，有发汗不伤阴之说，是为臣药；杏仁开提肺气，宣肺止咳，贝母化痰止咳，栀子清三焦之火，麦冬、玄参、沙参养阴生津以润燥，共为佐药。

风湿表证用羌活胜湿汤加减。药用羌活、独活、防风、川芎、藁本、蔓荆子、车前子、炙甘草。

方中羌活、独活为祛风胜湿之要药，是为君药；防风祛风解表，助君药疏散风湿之邪，为臣药；川芎辛香走窜，上达头目，疏通头部经络气血，藁本、蔓荆子上达巅顶，祛风散湿，清利头目，车前子引湿邪从小便而出，共为佐药；炙甘草调和药性，是为使药。

2）加减：颈项发硬及酸痛者，加葛根、升麻、芍药；纳呆、呕恶者，加白术、半夏曲、扁豆、香薷等。

3）临证参考：内伤眩晕亦可复因感受外邪而发作或加重，如外感之邪明显，即可按上述辨证论治。待外邪驱除后，再以内伤论治。若外感甚轻，则在内伤眩晕方药基础上加入疏散之品，同时应避免用滋补黏腻留邪之品。

2.肝阳上亢证

（1）症舌脉：眩晕耳鸣，头胀头痛，每因烦劳或恼怒而头晕、头痛加剧，面时潮红，急躁易怒，少寐多梦，口干口苦，舌质红，苔黄，脉弦。

（2）病机分析：情志不畅，郁而化火，火极生风，风阳上扰或肝肾阴虚，阴不敛阳，肝阳上亢，上冒清空，故头晕头痛；劳则伤肾，怒则伤肝，均可使肝阳更盛，故头晕、头痛加剧；阳升则面部潮红，肝旺则急躁易怒，肝火扰动心神，故少寐多梦；口干口苦，舌质红，苔黄，脉弦，皆是肝阳上亢之征；如脉弦细数，则为肝肾阴虚内热之象。

（3）治法：平肝潜阳，清火息风。

（4）方药运用

1）常用方：天麻钩藤饮加减。药用天麻、钩藤、石决明、川牛膝、益母草、黄芩、栀子、杜仲、桑寄生、夜交藤、茯神。

方中天麻、钩藤为平肝风、治疗眩晕之主药，是为君药；配以石决明潜阳，牛膝、益母草下行，使亢盛之阳复为平衡，加黄芩、栀子以清泄肝火，杜仲、桑寄生养肝肾，夜交藤、茯神以养血安神，共为臣佐药。

2）加减：肝火偏盛，面红、目赤、咽痛明显者，可加龙胆草、丹皮以清肝泄热，或改用龙胆泻肝汤加石决明、钩藤等以清肝泻火；兼腑热便秘者，可加大黄、芒硝以通腑泄热；若肝阳亢极化风，症见眩晕欲仆，头痛如掣等症，可用羚羊角粉吞服，牡蛎、代赭石入煎以镇肝息风，或用羚羊角汤加减，以防中风变证。

3）临证参考：本证以标实证出现，但往往同时出现肾阴虚或肝肾阴虚的本虚证表现，若出现则宜加强滋养肝肾、平肝潜阳之药，如牡蛎、龟甲、鳖甲、何首乌、生地等；若肝肾阴亏严重者，应参考肾精不足之证化裁治之。

3.痰浊中阻证

（1）症舌脉：头眩不爽，头重如蒙，胸闷恶心而时吐痰涎，食少多寐，舌胖苔浊腻或白腻厚而润，脉滑或弦滑，或濡缓。

（2）病机分析：痰浊中阻，气机阻滞，清阳不升，浊阴不降，痰湿蒙蔽清阳，则头眩不爽，头重如蒙；中焦气机阻滞则胸闷恶心而时吐痰涎；脾阳不振，则少食多寐；舌胖苔浊腻或白腻厚而润，脉滑或弦滑，或濡缓，皆为痰浊中阻之象。

（3）治法：燥湿祛痰，健脾和胃。

（4）方药运用

1）常用方：半夏白术天麻汤加减。药用制半夏、白术、天麻、茯苓、橘红、生姜、大枣。

方中制半夏燥湿化痰又能降逆止呕，为君药；天麻善能平息肝风，而止头眩，与半夏合用，化痰息风，为治风痰之要药，白术长于补脾燥湿，与半夏、天麻配伍，祛湿化痰止眩之功益佳，故共为臣药；茯苓、生姜燥湿健脾，生姜、大枣补脾和胃，健运脾胃，橘红理气和中，诸药共能调理中焦，杜绝生痰之源，是为佐药；大枣亦能调和药性，又为使药。

2）加减：眩晕较甚，呕吐频作者，可加代赭石、旋覆花、胆南星之类以除痰降逆；舌苔厚腻，水湿潴留者，可合五苓散，使小便得利，湿从下去；脘闷不食者，加白蔻仁、砂仁化湿醒胃；若兼耳鸣重听者，加生葱、石菖蒲、远志以通阳开窍。

3）临证参考：本证虽以标实为主证，但临证尚须探求病之根源，若为脾虚生痰者,则应用六君子汤加黄芪、竹茹、胆南星、白芥子等;若为寒饮内停,可用苓桂术甘汤加干姜、附子、白芥子等以温化寒饮;若为痰郁化火,宜用温胆汤加黄连、黄芩、天竺黄等以化痰泄热,或合礞石滚痰丸以降火逐痰;若愤怒郁勃,痰火肝风交炽者,用二陈汤合当归龙荟丸,并可随证酌加天麻、钩藤、石决明等息风之品。

4.瘀血阻窍证

(1)症舌脉:眩晕时作,反复不愈,头痛,唇甲紫黯,舌边及舌背有瘀点、瘀斑,伴有善忘、夜寐不安、心悸、精神不振及肌肤甲错等,脉弦涩或细涩。

(2)病机分析:瘀血内阻,络脉不通,气血不能正常运行,脑失所养,故眩晕时作;瘀血阻遏脉道,脉不舍神,心神失养,故可兼见心悸不寐、健忘神疲、恍惚等症;唇紫,舌有瘀斑,脉涩,亦为内有瘀血之征。

(3)治法:祛瘀生新,活血通络。

(4)方药运用

1)常用方:血府逐瘀汤加减。药用当归、川芎、桃仁、红花、赤芍、水蛭、川牛膝、柴胡、桔梗、枳壳、生地黄、甘草。

方中当归、川芎、赤芍、桃仁、红花、牛膝、水蛭活血化瘀通络,治病之本,故为君药;配以柴胡、桔梗、枳壳疏理气机,取气为血帅,气行则血行之意,生地滋阴清热,使活血而不伤血,共为臣佐药;甘草调和诸药,为使药。

2)加减:若兼气虚身倦无力,少气自汗者,宜加黄芪,且应重用(30g以上)以补气行血;若兼畏寒肢冷者,可加附子、桂枝以温经活血;若兼虚热内生,骨蒸潮热,肌肤甲错者,可加丹皮、黄柏、知母、玄参,重用干地黄,去桔梗、枳壳耗津之品,以达到清热养阴,祛瘀生新的目的。

3)临证参考:如因跌仆坠损,脑部瘀血阻滞经脉所致者,可加用落得打、自然铜、苏木、血竭等活血化瘀疗伤之品;如因血瘀停滞胸中,迷闭心窍,致恍惚眩晕者,可配合石菖蒲、远志、琥珀、丹参等化瘀通窍,或用通窍活血汤加减。产后血瘀眩晕者,可用消魂散或失笑散加减。

5.气血亏虚证

(1)症舌脉:头晕目眩,劳累则甚,气短声低,神疲懒言,面色㿠白,唇甲不华,发色不泽,心悸少寐,饮食减少,舌淡胖嫩,且边有齿印,苔少或薄白,脉细弱。

(2)病机分析:气虚则清阳不展,血虚则脑失所养,故头晕目眩,劳则气耗,故劳累则甚;血虚失濡,则唇甲不华,发色不泽;血不养心,心神不安,则心悸少寐;气虚则神疲懒言,面色㿠白;脾胃气虚,运化失司,则饮食减少;舌淡胖嫩,且边有齿印,苔少或薄白,脉细弱均为气血虚弱之征。

(3)治法:补益气血,健运脾胃。

(4)方药运用

1)常用方:十全大补汤加减。药用人参、黄芪、当归、炒白术、茯苓、川芎、熟地黄、生白芍、牛膝、枸杞子、肉桂、炙甘草。

方中人参、黄芪大补元气,白术、茯苓健脾益气,使气血生化之源得健,当归、川芎养血和血,白芍养血柔肝,地黄、枸杞子、牛膝补益肝肾,滋阴以养血,共奏补益气血之功,是为君臣药;肉桂引火归元,甘草调和药性,是为佐使药。

2)加减:脾阳虚衰,中焦运化无权,兼见畏寒肢冷,唇甲淡白者,则在上方中去地黄、枸杞子、牛膝,加干姜、熟附片等以温运中阳。

3)临证参考:本证以健脾益气生血为主要治疗方法。因为脾胃为后天之本,气血生化之源。如遇心脾两虚,心悸、少寐、健忘证候明显者,则可选用归脾汤以补血养心安神;气血亏虚以血虚为甚者,往往有失血病史,可用当归补血汤加味,其中黄芪5份,当归1份,在大补元气的基础上,促进血之生成,并可在方中加黄精、山药、枸杞子、鸡血藤等;若有出血倾向者,则应寻找出血部位与原因,可参照血证辨证治疗。

6.肾精不足证

(1)症舌脉:头晕而空,精神萎靡,少寐多梦,健忘耳鸣,腰酸遗精,齿摇发脱。偏于阴虚者,颧红咽干,烦热形瘦,舌嫩红,苔少或光剥,脉细数;偏于阳虚者,四肢不温,形寒怯冷,舌质淡,脉沉细无力。

(2)病机分析:精髓不足,不能上充于脑,故头晕而空,精神萎靡;肾精不足,心肾不交,故少寐,多梦,健忘;腰为肾之府,肾开窍于耳,肾虚则腰酸耳鸣;精关不固,则遗精;肾主骨生髓,肾虚则齿摇发脱。偏于阴虚则生内热,故颧红咽干,烦热形瘦,舌嫩红,苔少或光剥,脉细数;偏于阳虚则生外寒,则四肢不温,形寒怯冷,舌质淡,脉沉细无力。

(3)治法:补肾养精,充养脑髓。

(4)方药运用

1)常用方:左归丸加减。药用熟地黄、山药、山茱萸、菟丝子、枸杞子、川牛膝、鹿角胶、龟甲胶。

方中熟地、山药、山萸肉滋阴补肾;龟、鹿二胶为血肉有情之品,龟甲胶补阴,鹿角胶养阳,两药协力,峻补精血;枸杞子、牛膝、菟丝子补肾填精。诸药合用补益肝肾,滋阴养血,填精生髓。其中鹿角胶、菟丝子温柔养阳,助阳生阴,体现了"阳中求阴"的理论法则。龟甲亦可潜阳,以制相火妄动。

2)加减:偏于阴虚有内热者可加炙鳖甲、知母、黄柏、丹皮、菊花、地骨皮等以滋阴清热;偏于阳虚者,宜补肾助阳,加入巴戟天、仙灵脾等温润之品,助阳而不伤阴,亦可用右归丸主治;若遗精频频者,可选加莲须、芡实、桑螵蛸、潼蒺藜、覆盆子等以固肾涩精。

3)临证参考:肾精不足之眩晕日久,阴损及阳,致阴虚于下,阳浮于上,宜配合龙骨、牡蛎、珍珠母等以潜浮阳。同时应密切注意观察,防止发生中风之可能。待病情改善后,可选用六味地黄丸、杞菊地黄丸或还精煎长服,以图根治。

(四)其他疗法

1.中成药

(1)牛黄清心丸:每次1丸,每日2次。适用于心肝火旺之眩晕。

(2)补中益气丸:每次6g,每日2次。适用于中气不足,气血亏虚之眩晕。

(3)脑立清:每次1袋,每日2次。适用于肝阳上亢之眩晕。

(4)愈风宁心片:每次4～6片,每日3次。适用于脑供血不足者。

(5)六味地黄丸:每次30粒,每日2次。适用于肾精亏虚之眩晕。

2.单验方

(1)血虚眩晕:生五月艾45g,黑豆30g,煲鸡蛋服食;或川芎10g,鸡蛋1只,煲水服食;或桑葚15g,黑豆12g,水煎服。

(2)肾精不足眩晕:羊头1只(包括羊脑),黄芪15g,水煮服食;或胡桃肉3个,鲜荷蒂1枚捣烂,水煎服;或桑寄生120g,水煎服。

(3)瘀血眩晕:生地30g,钩藤30g,益母草60g,小蓟30g,白茅根30g,夏枯草60g,山楂30g,红花9g,地龙30g,草决明30g。以水浓煎160mL,每次服40mL,每日2次。

(4)痰饮眩晕:生明矾、绿豆粉各等分研末,用饭和丸如梧桐子大,每日早晚各服5丸,常服;或明矾7粒(如米粒大),晨起空腹开水送下。

3.针灸

(1)肝阳上亢证:选用背俞穴、足三阴、足少阳、督脉等经穴为主,如百会、风池、肝俞、肾俞、三阴交、太溪、行间等穴,用毫针,行泻法。

(2)痰浊中阻证:选用手厥阴、足太阴、足阳明等经穴和俞募穴,如脾俞、中脘、章门、内关、丰隆、解溪等穴,用毫针,行泻法或平补平泻手法。

(3)瘀血阻窍证:选用手阳明、足阳明、足太阴等经穴,如合谷、归来、天枢、三阴交、血海等穴,用毫针,合谷行补法,余穴均行泻法。

（4）气血亏虚证：选用任脉、手厥阴、足太阴、足阳明等经穴和背俞穴，如膈俞、脾俞、中脘、气海、内关、足三里、三阴交等穴，用毫针，行补法，并可配合灸法。

（5）肾精不足证：选用任脉、督脉、足阳明、足少阴等经穴和有关背俞穴为主，如命门、肾俞、志室、气海、关元、足三里、三阴交等穴，用毫针，行补法，并可配合灸法。

第四节　失眠

失眠又称不寐，是指经常不能获得正常睡眠而感痛苦的一种疾病。失眠即睡眠量减少，表现入睡困难或过早清醒等。病情轻重不一，重者可整夜不能入睡，并伴有精神症状。精神症状明显者，可按精神异常辨证治疗。

一、疾病诊断

失眠可由神经功能紊乱引起，亦可由某些器质性病变所致，临床上最常见的是神经系统功能紊乱所引起的失眠。

容易引起失眠的疾病还有以下几种：

1.贫血

包括各种类型的贫血。表现失眠、头痛、头晕、耳鸣、眼花、畏寒、乏力倦怠、食欲减退、恶心、呕吐、腹胀、消化不良、心悸、气短、皮肤黏膜苍白，严重者有水肿。叩诊心脏扩大，听诊心尖区收缩期杂音。实验室血常规检查等可协助确诊。

2.甲亢

失眠，性情急躁，易激动，多言，面部潮红，手心热，有汗，食欲亢进，体重明显减轻，往往有持续性低热，眼球外突，颈前弥漫性肿大。体检可听到血管杂音，心律不齐。化验血清 T_3、T_4 增高。

3.皮质醇增多症

肾上腺糖皮质激素分泌过多所致。主要表现向心性肥胖，满月脸，皮肤可有紫纹，常有痤疮，体毛增多、增粗。女子月经减少或停经，男子阳痿，性欲减退，可伴有烦躁、失眠或抑郁、记忆力减退等。化验尿 17-羟明显高于正常，X 线检查可协助诊断。

此外，肝炎、胃炎、消化性溃疡等慢性疾病均可引起失眠。临床上还要注意区别饮茶、饮酒、饱餐、兴奋等引起的暂时性失眠。

二、辨证论治

失眠的病因病机大致可分为外感和内伤两方面。外感病主要指各种热病,外感病中的失眠属于实证。内伤病主要指阴阳失调,气血不足,气机郁结,痰热内结等,其中虚证较多。失眠又称不寐,古人称不得眠、目不瞑、夜不瞑等。

1.心脾两虚

患者难以入睡,或睡中多梦,易醒,醒后再难以入睡,心悸,神疲乏力,面色萎黄,口淡无味,或食后腹胀,不思饮食,舌淡苔薄白,脉缓弱等。女子可伴有崩漏、月经过多等。此型多见于体质虚弱而有神经官能症者,以及更年期综合征、贫血或大手术之后者。治则:补益心脾,养血安神。归脾汤为主方,可常服归脾丸或人参归脾丸。

2.心胆气虚

失眠,睡中常做噩梦,易于惊醒,终日惕惕,胆怯心悸,遇事善惊,气短,倦怠乏力,舌质舌苔正常,脉弦细或动数。治则:益气安神定志。安神定志丸为主方:人参、远志各10g,茯苓、茯神各15g,石菖蒲、龙齿各12g。水煎服。

3.阴虚火旺

失眠,入睡困难,心烦乱不安,口干口渴,咽燥,或伴手足心热,或口舌生疮,舌尖红少苔,脉细数。此型多见于神经官能症、更年期综合征、外感后引起的失眠等。治则:滋阴降火,清心安神。用黄连阿胶汤:白芍12g,黄连、黄芩、阿胶(冲)各10g,鸡蛋黄1个。先将鸡蛋黄在碗中搅拌,再将上面煎好的药汁,趁热冲入碗中,分2次温服。虚烦不寐者还可用酸枣仁汤,酸枣仁30g,茯苓20g,川芎、知母各10g,甘草6g。水煎服。

4.肝郁化火

失眠,性情急躁易怒,或伴头痛,面红目赤,口苦咽干,小便黄赤,大便秘结,舌红苔黄,脉弦数。此型多见于高血压、脑动脉硬化、神经官能症等。治则:疏肝泻热安心神。龙胆泻肝汤加减:龙胆草、柴胡、生地、当归各12g,山栀、泽泻、黄芩各10g,车前子30g(包),木通、甘草各6g,可加龙骨、牡蛎各15g。水煎服。

5.肝气郁滞

因情志刺激后,失眠,胸肋胀闷,善叹息,嗳气不舒,烦躁或抑郁悲伤,苔薄白,脉弦细。见于某些精神病、神经官能症、更年期综合征等。治则:疏肝理气解郁。柴胡疏肝散加味:柴胡、白芍、川芎、香附各12g,枳壳10g,甘草6g,加合欢皮12g,夜交藤、炒枣仁各15g。水煎服。

6.痰热内扰

失眠,心烦,胸脘部发热,口苦目眩,胸闷,恶心,嗳气,痰多,头重,头晕,舌质红,苔黄腻,脉滑数。此型多见于某些精神病、肝炎、胆囊炎、胃炎等。治则:化痰清热,宁心安神。黄连温胆汤为主方加减:黄连、枳实、竹茹、半夏、陈皮各 10g,茯苓 15g,甘草、生姜各 6g,大枣 10 枚。水煎服。可加山栀、竹叶各 10g。症状较轻,仅有心烦、睡眠不佳,可轻用灯心草、淡竹叶各 10g,炒枣仁 15g。水煎代茶饮。

7.胃气不和

失眠,脘腹胀满或胀痛,时有恶心、呕吐,嗳腐吞酸,大便臭秽,苔黄腻,脉弦滑。此型多见于胃炎、溃疡病、消化不良等。治则:和胃消食化滞。保和丸为主方加减:神曲、焦山楂、炒麦芽、莱菔子、茯苓各 10g,半夏、陈皮、连翘各 6g。水煎服。

8.血液淤滞

失眠经久不愈,伴胸痛或胸闷,口唇青紫或舌有瘀斑,舌质黯,脉弦细或细涩。女子可见月经量少,色黑,经期错后。治则:活血化瘀安神。血府逐瘀汤为主方加减:当归 10g,生地 10g,桃仁 10g,红花 10g,枳壳 10g,赤芍 10g,柴胡 10g,甘草 6g,桔梗 6g,川芎 10g,牛膝 6g。水煎服。

轻症失眠可单用酸枣仁 15g,捣碎水煎,晚上临睡前顿服。对于失眠的治疗,除用药物外,还要注意精神调摄,生活有规律,加强锻炼,也可做气功来调节气机,养心安神,方能取得更好的效果。

第三章　脾胃病症

第一节　胃脘痛

一、概述

慢性胃炎是胃黏膜在各种致病因素作用下所发生的慢性炎症性病变或萎缩性病变。目前对其命名和分类尚缺乏统一认识，一般分为慢性非萎缩性胃炎和慢性萎缩性胃炎，慢性胃炎无典型及特异的临床症状，大多数患者表现为消化不良的症状，如进食后觉上腹部饱胀或疼痛、嗳气、反酸等，尤其是萎缩性胃炎患者，主要表现为胃部似有物堵塞感，但按之虚软。本病属于中医学"胃脘痛""胃痞证"的范畴。

本病发病率极高，在各种胃病中居于首位，占接受胃镜检查患者的 $80\%\sim 90\%$，男性多于女性，且其发病率有随年龄增长而升高的趋势。其病因迄今尚未完全明确。一般认为物理性、化学性及生物性有害因素持续反复作用于易感人群即可引起胃黏膜慢性炎症。已明确的病因包括胃黏膜损伤因子、Hp 感染、免疫因素、十二指肠液反流、胃窦内容物潴留、细菌病毒及其毒素、年龄因素和遗传因素。

二、病因病机

胃脘痛发生的常见原因有寒邪客胃、饮食伤胃、肝气犯胃和脾胃虚弱等。胃主受纳腐熟水谷，若寒邪客于胃中，寒凝不散，阻滞气机，可致胃气不和而疼痛；或因饮食不节，饥饱无度，或过食肥甘，食滞不化，气机受阻，胃失和降引起胃脘痛；肝对脾胃有疏泄作用，如因恼怒抑郁，气郁伤肝，肝失条达，横逆犯胃，亦可发生胃脘痛；若劳倦内伤，久病脾胃虚弱，或禀赋不足，中阳亏虚，胃失温养，内寒滋生，中焦虚寒而痛；亦有气郁日久，瘀血内结，气滞血瘀，阻碍中焦气机，而致胃脘痛发作。总之，胃脘痛发生的病机分为虚实两端，实证为气机阻滞，不通则痛；虚证为胃腑失于温煦或濡养，失养则痛。

（一）实证

主症：上腹胃脘部暴痛，痛势较剧，痛处拒按，饥时痛减，纳后痛增。

兼见胃脘痛暴作，脘腹得温痛减，遇寒则痛增，恶寒喜暖，口不渴，喜热饮，或伴恶寒，苔薄白，脉弦紧者，为寒邪犯胃；胃脘胀满疼痛，嗳腐吞酸，嘈杂不舒，呕吐或矢气后痛减，大便不爽，苔厚腻，脉滑者，为饮食停滞；胃脘胀满，脘痛连胁，嗳气频频，吞酸，大便不畅，每因情志因素而诱发，心烦易怒，喜太息，苔薄白，脉弦者，为肝气犯胃；胃脘痛拒按，痛有定处，食后痛甚，或有呕血便黑，舌质紫黯或有瘀斑，脉细涩者，为气滞血瘀。

（二）虚证

主症：上腹胃脘部疼痛隐隐，痛处喜按，空腹痛甚，纳后痛减。

兼见泛吐清水，喜暖，大便溏薄，神疲乏力，或手足不温，舌淡苔薄，脉虚弱或迟缓，为脾胃虚寒；胃脘灼热隐痛，似饥而不欲食，咽干口燥，大便干结，舌红少津，脉弦细或细数，为胃阴不足。

三、辨病

（一）症状

慢性非萎缩性胃炎缺乏特异性症状，症状的轻重与胃黏膜的病变程度并非一致。大多数患者常无症状或有程度不同的消化不良症状，如上腹隐痛、食欲减退、餐后饱胀、反酸等。萎缩性胃炎患者可有贫血、消瘦、舌炎、腹泻等，个别患者伴胃黏膜糜烂者上腹痛较明显，并可有出血。本病进展缓慢，常反复发作，中年以上好发病，并有随着年龄增长而发病率增加的倾向。部分患者可无任何症状，多数患者可有不同程度的消化不良症状，体征不明显。各型胃炎其表现不尽相同。

1.慢性非萎缩性胃炎

可有慢性不规则的上腹隐痛、腹胀、嗳气等，尤以饮食不当时明显，部分患者可有反酸、上消化道出血，此类患者胃镜证实糜烂性及疣状胃炎居多。

2.萎缩性胃炎

不同类型、不同部位其症状亦不相。胃体胃炎一般消化道症状较少，有时可出现明显厌食、体重减轻，舌炎、舌乳头萎缩。萎缩性胃炎影响胃窦时胃肠道症状较明显，特别有胆汁反流时，常表现为持续性上中腹部疼痛，于进食后即出，可伴有含胆汁的呕吐物和胸骨后疼痛及烧灼感，有时可有反复少量上消化道出血，甚至出现呕血。

（二）体征

慢性胃炎大多无明显体征,有时可有上腹部轻压痛。

（三）辅助检查

1.实验室检查

（1）胃酸:浅表性胃炎胃酸正常或略低,而萎缩性胃炎胃酸则明显减少,空腹常无酸。

（2）胃蛋白酶原:由主细胞分泌,在胃液、血液及尿中均可测得。蛋白酶水平高低基本与胃酸平行。但主细胞比壁细胞数量多,所以在病态时,胃酸分泌常常低于蛋白酶原的分泌。

（3）促胃液素:由胃窦 G 细胞分泌。促胃液素能促进胃液特别是胃酸分泌,由于反馈作用胃酸低时促胃液素分泌增多,胃酸高时促胃液素分泌减低。此外血清促胃液素高低与胃窦黏膜有无病变关系密切。无酸的患者理应胃泌素升高,但若不高说明胃窦黏膜病变严重,G 细胞减少。

（4）幽门螺杆菌检查:可通过培养、涂片、尿素酶测定等方法检查。

（5）其他检查:如壁细胞抗体、内因子抗体或胃泌素抗体等。

2.影像学检查

（1）胃镜检查:悉尼分类系统对胃镜检查的描述词做了一系列的规定,包括对水肿、红斑、脆性、渗出、扁平糜烂、隆起糜烂、结节、皱襞肥大、皱襞萎缩、血管透见及出血点进行描述。

浅表与萎缩两型胃炎胃镜诊断与病理诊断的符合率为 $60\%\sim80\%$。但胃镜所见与病理所见尚无一致规律,也难以用病理变化来解释胃镜所见如花斑样潮红,血管透见等。

（2）X 线检查:浅表性胃炎 X 线无阳性发现。萎缩性胃炎可见皱襞细小或消失,张力减低。黏膜的增生肥厚易被认为是肿瘤。胃窦部黏膜粗乱常诊断为肥厚性胃炎但不能被活组织检查证实。

四、类病鉴别

1.胃癌

慢性胃炎之症状如食欲不振、上腹不适、贫血等少数胃窦胃炎的 X 线征与胃癌颇相似,需特别注意鉴别。绝大多数患者纤维胃镜检查及活检有助于鉴别。

2.消化性溃疡

两者均有慢性上腹痛,但消化性溃疡以上腹部规律性、周期性疼痛为主,而慢性胃炎疼痛很少有规律性并以消化不良为主。鉴别依靠 X 线钡餐透视及胃镜检查。

3.慢性胆道疾病

如慢性胆囊炎、胆石症常有慢性右上腹痛、腹胀、嗳气等消化不良的症状,易误诊为慢性胃炎。但该病胃肠检查无异常发现,胆囊造影及 B 超异常可最后确诊。

4.其他

如肝炎、肝癌及胰腺疾病亦可因出现食欲不振、消化不良等症状而延误诊治,全面细致的查体及有关检查可防止误诊。

五、辨证论治

(一)论治原则

本病以疏肝健脾、和胃止痛为论治原则。

(二)分证论治

1.脾胃虚弱(虚寒)证

主症:胃脘部隐隐作痛,得温痛减,口中和,喜热饮,或伴恶寒,舌淡胖边有齿痕,苔薄白,脉弦紧。

治法:温中健脾,和胃止痛。

主方:香砂六君子汤(《医方集解》)或黄芪建中汤加减。

药物:党参、炒白术、茯苓、法半夏、陈皮、木香、砂仁(后下)、干姜、炙甘草。

2.肝胃不和(或肝胃气滞)证

主症:上腹胃脘部暴痛,痛势较剧,痛处拒按,饥时痛减,口干口苦,苔薄白,脉弦紧。

治法:疏肝和胃,理气止痛。

主方:柴胡疏肝散(《景岳全书》)。

药物:柴胡、香附、川芎、陈皮、枳壳、白芍、甘草。

3.脾胃湿热证

主症:胃脘疼痛、嘈杂,痛势绵绵,纳后痛增,口干而不欲饮,苔白厚腻或黄腻,脉弦滑。

治法:清热除湿,理气和中。

主方:连朴饮(《霍乱论》)加减。

药物:黄连、厚朴、石菖蒲、制半夏、炒栀子、芦根、茵陈、生薏苡仁、炒莱菔子。

4.胃阴不足证

主症:胃脘疼痛、嘈杂,口干而不欲饮或饮而口渴不减,苔白少津或少苔,脉细。

治法:养阴益胃,和中止痛。

主方:益胃汤(《温病条辨》)加减。

药物:北沙参、生地、麦冬、白芍、川楝子、石斛、当归、甘草。

5.胃络瘀阻证

主症:胃脘部刺痛,痛势较剧,痛处不移,痛而拒按,舌边夹瘀斑瘀点,苔白,脉弦细涩。

治法:活血通络止痛。

方药:丹参饮合失笑散加减。

药物:丹参、砂仁(后下)、蒲黄、莪术、五灵脂、三七粉(兑服)、延胡索、川芎、当归。

(三)中医特色治疗

1.中成药

(1)脾胃虚弱(寒)型:温胃舒胶囊或养胃舒胶囊——每次3粒,每日3次;胃康胶囊——每日3次,每次2粒;参附注射液——20~50mL静脉滴注,连续使用10~14d;益气复脉针——20mL静脉滴注,连续使用10~14d;生脉/参麦针——20~50mL静脉滴注,连续使用10~14d。

(2)肝胃气滞型:气滞胃痛颗粒——每次5g,每日3次;荆花胃康丸——每次2粒,每日3次;胆胃康胶囊——每日3次,每次2粒;枳术宽中胶囊——每次3粒,每日3次。血栓通注射液、丹参川芎嗪注射液、丹红注射液等均可使用。

(3)脾胃湿热型:三九胃泰颗粒、荆花胃康丸、肠胃舒胶囊等成药可用。丹红注射液、血必净注射液、丹参川芎嗪针等可使用。

(4)胃阴不足型:养胃舒胶囊——每次2粒,每日3次;猴头菌颗粒——每次1包,每日3次;延胡胃安胶囊——每次2粒,每日3次;生脉/参麦针——20~50mL静脉滴注,连续使用10~14d。

(5)胃络瘀阻证:胃复春片、复方胃痛田七胶囊及参芎葡萄糖注射液、丹红注射液、血栓通注射液、丹参川芎嗪注射液等均可使用。

2.其他中医综合疗法

(1)针灸治疗胃脘痛是目前主要的外治法之一,具有经济、方便、安全的优势,一些临床报道证明针灸对胃肠道功能具有双向调节作用,尤其对胃动力具有良好的双向调节功能,可能是改善慢性胃炎症状的病理基础,但同样缺乏严格的随机对照试验(RCT)证据。体针疗法取穴中脘、内关、胃俞等,根据证型可适当加减。如肝胃不和,可加肝俞、太冲、行间穴;脾胃虚弱,可加脾俞、气海穴;胃阴不足,可加三阴交、太溪穴;虚证型用补法,其他证型用平补平泻法,每日或隔日1次,10次为一疗程,疗程间隔3~5d。

(2)穴位贴敷治疗:一是中药穴位给药,用芳香走窜之品渗透皮肤,使诸药通过经络传导,运行周身,以调整脏腑阴阳气血,扶正祛邪,从而改善临床症状。有报道分别采用胃寒贴、胃热贴敷膏治疗胃脘痛患者1220例,观察5年来贴敷组临床总有效率达93%,与内服传统方药、无穴位敷贴的对照组疗效出现明显差异,说明中药内服加外治法治疗胃脘痛疗效有明显提高。二是采用"穴位敷贴治疗贴"贴于上脘、神阙、关元穴等,对改善慢性胃炎引起的胃脘痛、上腹饱胀感、不思饮食等症已在临床证实是有益的,而且携带方便、使用便捷。

(3)耳穴:使用王不留行贴耳穴,主穴为胃、脾、皮质下、十二指肠、交感,配穴为肝、神门。

3.药膳疗法

药膳是在中医药学理论指导下,采用天然药物与日常食物,尤其是具有药用价值的食物,按一定配伍规则合理配制,烹制成既美味可口,又有一定疗效和养生作用的特殊膳食。其药性、食性兼而取之,两者相辅相成地发挥药物和食物综合作用。慢性浅表性胃炎临床上多有食欲不振、纳少等消化不良症状,且本病反复发作,长期服药又极易败伤胃气,因而施用药膳治疗本病尤为适宜,不仅可以祛病疗疾,而且可收"淡食以养胃"之功,一举两得。

(1)白术猪肚粥:是传统的中药方剂,来源于《圣济总录》,用于慢性浅表性胃炎之脾胃虚弱的食欲不振。

原料:白术30g,槟榔10g,生姜10g,猪肚1个,粳米100g,葱白3根切细,盐少许。

做法:将以上前3味药捣碎,猪肚洗净去涎滑,纳药于猪肚中缝口,以水煮猪肚至熟,取汁,将粳米及葱白放入汁中煮粥,并加盐调味。

(2)玉竹粥:玉竹又称葳蕤,自古以来人们就把它当作滋补强壮、延年益寿药使用,不仅有补益作用,而且有美容之功。玉竹含有铃兰苦苷、铃兰苷、黏液质、蛋白质、淀粉、维生素等成分,现代药理研究证明,玉竹有强心、降血糖等功效,适用于胃火炽盛或阴虚内热、消谷善饥之胃炎患者。因其滋腻,胃部饱胀、口腻多痰、舌苔厚腻者忌服。

原料:玉竹20g(鲜玉竹60g),粳米100g,冰糖适量。

做法:将玉竹洗净,切片,放入砂锅内,加水煎取浓汁,去渣。将粳米洗净,连同煎汁放入砂锅内,加入适量水,用大火煮沸,改为小火煮约30min成粥,加糖调味即可。

（3）橘皮粥：适用于肝气犯胃之胃脘胀痛，食后尤甚不适者。

橘皮 15g（切碎），白米 60g，同煮粥食。

第二节　呕吐

一、概述

中医所说的呕吐是指胃失和降，气逆于上，胃内容物经食管和口腔吐出的一种病症。有物有声为呕，有物无声为吐，无物无声为干呕，临床上呕与吐常同时发生，难于截然分开，故合称为呕吐。西医所说的呕吐是指胃内容物，甚至胆汁、肠液通过食管反流到口腔，并吐出的反射性动作。

呕吐是临床常见的消化道症状，可发生于多种疾病，涉及各系统，需要认真鉴别。西医所说的呕吐一般分反射性、中枢性、前庭障碍性、神经性呕吐四大类。中医所说的呕吐主要包括反射性呕吐中的胃十二指肠疾病（急性胃肠炎或慢性胃炎急性发作等）所导致的呕吐。急性胃肠炎或慢性胃炎是临床常见的消化道疾病，临床可出现呕吐，可兼见胃痛、嗳气、反酸、腹泻等。

二、病因病机

呕吐发生的常见原因有外邪犯胃、饮食停滞、肝气犯胃、痰饮内停、脾胃虚寒、胃阴不足等。胃主受纳腐熟水谷，若风、寒、暑、湿之邪及秽浊之气，侵犯胃腑，以致胃失和降，水谷反而上逆而发生呕吐；或由于饮食不节，暴饮暴食，多食生冷、醇酒辛辣、肥甘及不洁食物，皆可伤胃滞脾，每易引起食滞不化，胃气不降，上逆而为呕吐；或因恼怒伤肝，肝失条达，横逆犯胃，胃气上逆，忧思伤脾，脾失健运，食停难化，胃失和降，而发生呕吐；或因脾运失司，痰饮内停而导致呕吐；或因病后胃弱、劳倦过度，耗伤中气，脾虚不能承受水谷，水谷精微不能化生气血，寒浊中阻而致呕吐；或因素体胃阴偏虚、久呕不愈或热病之后，或因肝郁化火，耗伤胃阴，致胃失濡润，不得润降而引起呕吐。总之，胃失和降，胃气上逆是呕吐的基本病机。临床上可分为虚实两类，实证可因外邪、饮食、肝气、痰饮等邪气犯胃，以致胃气痞塞，升降失调，气逆而呕；虚证可因脾胃虚寒或胃阴不足所致，两者均可导致脾胃运化失常，以致胃失和降，气逆于上而发生呕吐。

1.外邪犯胃

症状以突然呕吐,伴有恶寒发热,头身疼痛等表证为特点。

2.饮食停滞

症状以呕吐酸腐、嗳气厌食为特点,兼见得食吐甚,吐后反快,脘腹胀满,大便秽臭或秘结,苔厚腻,脉滑实。

3.肝气犯胃

症状以呕吐吞酸、嗳气频作为主症,兼见胸胁胀痛,舌边红,苔薄腻,脉弦。

4.痰饮内停

症状以呕吐痰涎或清水,脘闷食少,便溏为特点。

5.脾胃虚寒

症状以饮食稍有不慎即可呕吐,大便溏薄,时作时止为特点。

6.胃阴不足

症状以呕吐反复发作,有时为干呕,似饥而不欲食,口燥咽干,舌红少津,脉细数为特点。

三、辨病

(一)症状

急性胃肠炎或慢性胃炎急性发作均可出现呕吐。急性肠胃炎是发生在胃肠黏膜的急性炎症,本病常见于夏秋季,其发生多因饮食不当,暴饮暴食;或食入生冷腐馊、秽浊不洁的食品,临床表现主要为恶心、呕吐、腹痛、腹泻、发热等。慢性胃炎急性发作也可出现恶心呕吐,并可伴有胃痛、嗳气、反酸等症状。

(二)体征

呕吐大多无明显体征,有时可有上腹部轻压痛。

(三)辅助检查

1.大便常规、大便培养

有助于急性胃肠炎的诊断。

2.胃镜

有助于反流性食管炎、慢性胃炎、消化性溃疡、胃癌、食管癌等疾病的诊断。

四、类病辨别

1.脑肿瘤或脑炎

突然发生的喷射性呕吐,伴有头痛及恶心,这种呕吐因肿瘤生长使颅内压升高引起,常伴有头痛、视觉障碍等表现。如果在冬春季节出现喷射性呕吐,并伴有高热、剧烈头痛等,可能是流行性脑脊髓膜炎(简称流脑),应及时去医院就诊。

2.肾功能不全

可在多种慢性肾脏疾病的基础上(常见慢性肾小球肾炎、高血压肾病、糖尿病肾病等)出现恶性呕吐,可伴有颜面及双下肢水肿、蛋白尿、低蛋白血症、高脂血症、消瘦、贫血等症状,化验肾功能示血清肌酐和(或)尿素氮增高,内生肌酐清除率降低等。

3.肝病

急性病毒性肝炎、酒精性肝炎等均可出现恶心呕吐。通过询问有无病毒性肝炎病史、饮酒史等可初步鉴别,进一步做病毒学指标检测等有关检查可确诊。另外,肝硬化也可出现恶心呕吐,此类患者多伴有腹水、脾大等,做腹部 B 超或腹部 CT 可确诊。

4.肠梗阻

主要症状是呕吐、腹痛与停止排气排便。做腹部平片有助于确诊。

5.急性心梗

多有心绞痛病史,可在劳累或休息状态下出现恶心呕吐,多伴有大汗淋漓、面色苍白、血压下降等症状,心电图可有特征性表现,化验心肌酶及肌钙蛋白升高。

6.妊娠呕吐

育龄妇女,停经后晨起出现恶性呕吐,多伴有困倦思睡、嗜食酸或甜的食物,尿HCG 试验阳性有助于早孕反应的诊断。

7.中暑

长时间处于烈日及高温环境中,突然出现面白、恶心呕吐、胸闷、口渴等症状。可伴有多汗、面色潮红、呼吸及脉搏加快等。

8.梅尼埃病

病因尚不很明确,多与内耳迷路水肿有关。突然出现眩晕、恶心呕吐、神志清楚,发作时闭目不敢睁眼,可伴有耳鸣、耳部胀满感等不适。

9.颈椎病

多由椎动脉型颈椎病引起。椎动脉受刺激或压迫,以致血管狭窄而出现椎基底动脉供血不足,出现持续性头痛,晨起、头部活动时加重,并伴有眩晕、恶心呕吐等症状。有时患者可突然感到四肢麻木、软弱无力而跌倒,但神志清楚,多能自己起来。本病做颈椎摄片可确诊。

10.其他

泌尿系结石、卵巢囊肿蒂扭转、青光眼、肠系膜上动脉综合征等也可引起呕吐。

五、辨证论治

（一）论治原则

该病以和胃降逆止呕为论治原则。

（二）分证论治

1.外邪犯胃证

呕吐,伴有恶寒发热、头身疼痛等表证为特点,兼见胸腹满闷,苔白腻,脉濡缓。

治法:解表祛邪,和胃降逆。

主方:藿香正气散(《太平惠民和剂局方》)加减。

药物:藿香、紫苏、白芷、大腹皮、茯苓、白术、陈皮、厚朴、半夏、桔梗、甘草、生姜、大枣。

2.饮食停滞证

呕吐吞酸、嗳气频作为主症,兼见胸胁胀痛,舌边红,苔薄腻,脉弦。

治法:消食导滞,和胃降逆。

主方:保和丸(《丹溪心法》)加减。

药物:山楂、神曲、半夏、茯苓、陈皮、连翘、莱菔子。

3.肝气犯胃证

呕吐吞酸、嗳气频作为主症,兼见胸胁胀痛,舌边红,苔薄腻,脉弦。

治法:疏肝理气,和胃降逆。

主方:半夏厚朴汤(《金匮要略》)和左金丸(《丹溪心法》)加减。

药物:半夏、厚朴、茯苓、生姜、苏叶、黄连、吴茱萸。

4.痰饮内停证

呕吐痰涎或清水,脘闷食少,便溏,头晕心悸,舌苔白腻,脉滑。

治法:温化痰饮,和胃降逆。

主方:苓桂术甘汤(《金匮要略》)合小半夏汤(《金匮要略》)加减。

药物:茯苓、桂枝、白术、甘草、半夏、生姜。

5.脾胃虚寒证

饮食稍有不慎即可呕吐,大便溏薄,时作时止,可伴有面色不华,肢冷乏力,脘腹痞闷,纳呆,舌淡苔白,脉濡弱。

治法:温中健脾,和胃降逆。

主方:理中丸(《伤寒论》)加减。

药物:党参、干姜、甘草、白术。

6.胃阴不足证

呕吐反复发作,有时为干呕,似饥而不欲食,口燥咽干,舌红少津,脉细数。

治法:滋养胃阴,和胃降逆。

主方:麦门冬汤(《金匮要略》)加减。

药物:麦门冬、半夏、党参、甘草、粳米、大枣。

(三)中医特色治疗

1.中成药

(1)外邪犯胃型:藿香正气水每次 10mL,每日 3 次;克痢痧胶囊每次 3 粒,每日 3 次。

(2)饮食停滞型:保和丸每次 1 丸,每日 2 次;达立通颗粒,每次 1 袋,每日 2 次;气滞胃痛颗粒每日 3 次,每次 1 袋。

(3)肝气犯胃型:胆胃康胶囊每日 3 次,每次 2 粒;左金丸 1 丸,每日 2 次;肠胃舒胶囊每次 3 粒,每日 2 次。

(4)痰饮内停型:延胡胃安胶囊每日 3 次,每次 2 粒;克痢痧胶囊每次 2 粒,每日 2 次。

(5)脾胃虚寒型:温胃舒胶囊每次 2 粒,每日 3 次;理中丸每次 1 丸,每日 2 次;附子理中丸每次 1 丸,每日 2 次;黄芪建中丸每次 1 丸,每日 2 次。

(6)胃阴不足型:养胃舒胶囊每次 2 粒,每日 3 次或养胃舒颗粒每次 1 包,每日 2 次;阴虚胃痛冲剂每次 1 包,每日 2 次。

2.其他中医综合疗法

(1)针灸治疗:是目前治疗呕吐主要的外治法之一,具有经济、方便、安全的优势。外邪犯胃型:常用中脘、足三里、内关、合谷、公孙穴,用泻法,祛邪解表,和胃降逆。饮食停滞型:常用内关、公孙、足三里、天枢、下脘穴,用泻法,消食化滞,和胃降逆。肝气犯胃型:常用中脘、足三里、内关、阳陵泉、太冲穴,用泻法,疏肝和胃降逆。痰饮内停型:常用丰隆、公孙穴,用泻法,化痰消饮。脾胃虚寒型:常用脾俞、胃俞、中脘、内关、足三里穴,补法加灸,温中健脾,和胃降逆。胃阴不足型:常用中脘、内关、阴陵泉、胃俞穴,用补法,滋阴养胃,降逆止呕。

(2)耳针:根据病变部位取胃、贲门、幽门、十二指肠、胆、肝、脾、神门、交感。每次选用 2～4 穴,毫针浅刺;也可埋针或用王不留行贴压。

(3)穴位敷贴:取神阙、中脘、内关、足三里等穴。

3.药膳疗法

(1)姜糖橘皮粥——适宜外邪犯胃型呕吐

原料:生姜 30g,陈皮 50g,红糖 20g,大米 100g。

做法:将大米洗干净后加水煮成粥,加入生姜、陈皮、红糖,煮 5min 即可。

(2)橘皮藕粉粥——适宜痰饮内停型呕吐

原料:橘皮 50g,藕粉 100g,白糖 10g。

做法:橘皮文火炖约 30min,藕粉用冷水冲开后加入,煮开,加白糖调味即可。

(3)萝卜鸡内金汤——适宜饮食停滞型呕吐

原料:鸡内金 30g,白萝卜 200g,干姜、橘皮各 50g,食盐少许。

做法:鸡内金慢火煨烂,加入白萝卜块,再加入干姜、橘皮,煮约 20min,加盐,频频喝汤。

(4)百合石斛粥——适宜胃阴不足型呕吐

原料:百合、石斛各 30g,大米 100g,冰糖 10g。

做法:将大米洗干净后加水煮成粥后,将百合、石斛加入,再煮约 20min,加冰糖适量,即可。

(5)姜片煲猪肚——适宜脾胃虚寒型呕吐

原料:猪肚半只,鲜姜片 50g,食盐少许。

做法:猪肚洗干净后切丝,慢火煨汤,煮熟后加鲜姜片,再煮 10min,入盐调味即可。

(6)佛手陈皮粥——适宜肝气犯胃型呕吐

原料:佛手、陈皮各 30g,大米 100g,冰糖 10g。

做法:将大米洗干净后加水煮成粥后,将佛手、陈皮加入,再煮约 20min,加冰糖即可。

第三节　腹痛

一、概述

腹痛是指以胃脘以下、耻骨毛际以上部位发生疼痛为主症的病证,是临床上极为常见的一个症状。内科腹痛常见于西医学的急性胃肠炎、肠易激综合征、消化不良、胃肠痉挛、不完全性肠梗阻、腹型过敏性紫癜、急慢性胰腺炎、肠道寄生虫等,以腹痛为主要表现。

二、病因病机

腹痛的常见病因有感受外邪、饮食所伤、情志失调及素体阳虚等,均可导致气机阻滞、脉络痹阻或经脉失养而发生腹痛。其病理性质不外乎寒、热、虚、实四端,寒证是寒邪凝注或积滞于腹中脏腑经脉,气机阻滞而成;热证是由六淫入里化热,湿热交阻,使气机不和,传导失职而发;实证为邪气郁滞,不通则痛;虚证为中脏虚寒,气血不能温养而痛。四者往往相互错杂。总之,本病的基本病机为脏腑气机阻滞,气血运行不畅,经脉痹阻,"不通则痛",或脏腑经脉失养,不荣而痛。

(一)实证

1.寒邪内阻证

因寒邪凝滞,中阳被遏,脉络痹阻而致腹痛。

2.湿热壅滞证

因湿热内结,气机壅滞,腑气不通而致腹痛。

3.饮食积滞证

因食滞内停,运化失司,胃肠不和而致脘腹胀满疼痛。

4.肝郁气滞证

因肝气郁结,气机不畅,疏泄失司而致腹痛胀闷。

5.瘀血内停证

因瘀血内停,气机阻滞,脉络不通而致腹痛较剧,痛如针刺。

(二)虚证

中脏虚寒证:因中阳不振,气血不足,失于温养而致腹痛绵绵,喜温喜按。

三、辨病

(一)症状

凡是以胃脘以下、耻骨毛际以上部位的疼痛为主要表现者,即为腹痛。其疼痛性质各异,若病因外感,突然剧痛,伴发症状明显者,属于急性腹痛;病因内伤,起病缓慢,痛势缠绵者,则为慢性腹痛。临床可据此进一步辨病。

腹痛本身的特点如下。

(1)腹痛的部位常提示病变的所在,不过很多内脏性疼痛常常定位含糊,所以对于诊断压痛的部位要较患者自觉疼痛的部位更为重要。

(2)腹痛的程度在一定意义上反映了病情的轻重。一般而言,胃肠道穿孔、肝脾破裂、急性胰腺炎、胆绞痛、肾绞痛等疼痛多较剧烈,而溃疡病、肠系膜淋巴结炎等疼痛相对轻缓。

(3)腹痛节律对诊断的提示作用较强,实质性脏器的病变多表现为持续性疼痛,中空脏器的病变多表现为阵发性疼痛。而持续性疼痛伴阵发性加剧则多见于炎症与梗阻同时存在的情况,如胆囊炎伴胆道梗阻,肠梗阻后期伴腹膜炎等。

(4)腹痛伴随的症状:伴发热者提示为炎症性病变,伴吐泻者常为食物中毒或胃肠炎,仅伴腹泻者为肠道感染,伴呕吐者可能为胃肠梗阻、胰腺炎,伴黄疸者提示胆道疾病,伴腹胀者可能为肠梗阻,伴休克者多为内脏破裂出血、胃肠道穿孔伴发腹膜炎等。

(二)体征

腹部的体征是检查的重点。首先要查明是全腹压痛还是局部压痛。全腹压痛表示病灶弥漫,如弥漫性腹膜炎。局部压痛往往能提示病变的所在,如麦氏点压痛为阑尾炎的体征。检查时尚需注意有无肌紧张与反跳痛。还需注意检查有无腹块,在腹壁上看到胃型、肠型,是幽门梗阻、肠梗阻的典型体征。听到亢进的肠鸣音提示肠梗阻,而肠鸣音消失则提示肠麻痹。由于腹外脏器的病变亦可引起腹痛,故心和肺的检查必不可少。

(三)实验室检查

1.血、尿、便的常规检查

血白细胞总数及中性粒细胞比例增高提示炎症性病变,脓血便提示肠道感染,血便提示肠梗阻、肠系膜血栓栓塞、出血性肠炎等。

2.血生化检查

血清淀粉酶增高提示胰腺炎,血清胆红素增高提示胆道疾病。

3.腹腔穿刺液的常规及生化检查

有助于腹腔内出血和感染的诊断。

4.X线检查

膈下发现游离气体的,胃肠道穿孔几可确定。肠腔积气扩张、肠中多数液平则可诊断肠梗阻。X线钡餐造影或钡灌肠检查可以发现胃十二指肠溃疡、肿瘤等。

5.超声与CT检查

对肝、胆、胰疾病的诊断与鉴别有重要作用。

6.内镜检查

用于胃肠道疾病的诊断与鉴别。

四、类病辨别

引起腹痛的疾病甚多,最常见和较有代表性者分述如下。

1.急性胃肠炎

腹痛以上腹部及脐周部为主,常呈持续性隐痛伴阵发性加剧,多伴恶心、呕吐、腹泻,亦可有发热。体检发现上腹部及脐周部有压痛,但无肌紧张与反跳痛。结合发病前有不洁饮食史可以鉴别。

2.急性阑尾炎

起病时先感中上腹持续性隐痛,数小时后转移至右下腹,呈持续隐痛伴阵发加剧。体检可有麦氏点压痛,并可有肌紧张,为阑尾炎的典型体征。结合白细胞总数及中性粒细胞比例增高可确诊。

3.急性胰腺炎

多在饱餐或饮酒后突然发作,中上腹持续性剧痛,常伴恶心、呕吐及发热。上腹部深压痛,可有肌紧张及反跳痛。血清淀粉酶升高。腹部X线可见小肠充气扩张,CT检查可见胰腺肿大、周围脂肪层消失。

4.肠梗阻

疼痛多在脐周,呈阵发性绞痛,伴呕吐与停止排便排气。体检可见肠型,腹部压痛明显,肠鸣音亢进。腹部X线若发现肠腔充气,并有多数液平时可确诊。

五、辨证论治

(一)分证论治

1.寒邪内阻证

腹痛拘急,遇寒痛甚,得温痛减,口淡不渴,形寒肢冷,小便清长,大便清稀或秘结,舌质淡苔白腻,脉沉紧。

治法:散寒温里,理气止痛。

主方:良附丸合正气天香散加减。

药物:高良姜、干姜、紫苏、乌药、香附、陈皮。

2.湿热壅滞证

腹痛拒按,烦渴引饮,大便秘结,或溏泄不爽,潮热汗出,小便短黄,舌质红,苔黄燥或黄腻,脉滑数。

治法:泄热通腑,行气导滞。

主方:大承气汤加减。

药物:大黄、芒硝、枳实、厚朴。

3.饮食积滞证

脘腹胀满,疼痛拒按,嗳腐吞酸,厌食呕恶,痛而欲泻,泻后痛减,或大便秘结,舌苔厚腻,脉滑。

治法:消食导滞,理气止痛。

主方:枳实导滞丸加减。

药物:大黄、枳实、神曲、黄芩、黄连、泽泻、白术、茯苓。

4.肝郁气滞证

腹痛胀闷,痛无定处,痛引少腹,或兼痛窜两胁,时作时止,得嗳气或矢气则舒,遇忧思恼怒则剧,舌质红,苔薄白,脉弦。

治法:疏肝解郁,理气止痛。

主方:柴胡疏肝散加减。

药物:柴胡、枳壳、香附、陈皮、川芎、芍药、甘草。

5.瘀血内停证

腹痛较剧,痛如针刺,痛处固定,经久不愈,舌质紫黯,脉细涩。

治法:活血化瘀,和络止痛。

主方:少腹逐瘀汤加减。

药物:当归、川芎、赤芍、延胡、蒲黄、五灵脂、肉桂、干姜、小茴香、甘草。

6.中虚脏寒证

腹痛绵绵,时痛时止,喜温喜按,形寒肢冷,神疲乏力,气短懒言,胃纳不佳,面色无华,大便溏薄,舌质淡,苔薄白,脉沉细。

治法:温中补虚,缓急止痛。

主方:小建中汤加减。

药物:桂枝、生姜、芍药、饴糖、大枣、党参、白术、甘草。

(二)中医特色治疗

1.中成药

中成药包括气滞胃痛颗粒、枳术宽中胶囊、温胃舒胶囊、肠胃舒胶囊等。

2.其他中医综合疗法

(1)针灸治疗腹痛是目前主要的外治法之一,体针可取下脘、内关穴等。根据证型可适当加减。

(2)穴位贴敷治疗:将穴位贴敷贴贴于中脘、下脘、神阙、关元、阿是穴等,可缓解腹痛。

（3）镇痛灸贴敷腹部治疗：用该贴敷贴于神阙、下脘、关元穴等，可很快缓解各种腹痛。

3.药膳疗法

急性胃肠炎：藿香白术粥，藿香、白术各 10g，大米 50g。将藿香、白术择净，放入药罐中，加入清水适量，先浸泡 5～10min，水煎取汁，而后加入大米，煮为稀粥即成，每日 2～3 剂，连续 3～5d。可解表和中、理气化湿，适用于急性胃肠炎症见恶寒、发热、头痛，胸痛满闷，腹痛呕吐，肠鸣泄泻，口淡无味等。

第四节 泄泻

一、概述

泄泻是指大便粪质稀溏，排便次数增多，或完谷不化，甚至泻出如水样便者。其大便次数增多，每日三五次以至十数次以上。常兼有腹胀、腹痛、肠鸣、纳呆。起病或急或缓。暴泻者多有暴饮暴食或误食不洁之物的病史，迁延日久、时发时止者常由外邪、饮食或情志等因素诱发。与患者脾虚湿盛有关。急性泄泻，经及时治疗绝大多数在短期内可痊愈，少数患者暴泻不止，损气伤津耗液，可出现痉、厥、闭、脱等危象。急性泄泻因失治、误治，可迁延日久，由实转虚，转为慢性泄泻。日久脾病及肾，脾肾亏虚，不能腐熟水谷，可成命门火衰之五更泄泻。现代医学诊断的非感染性腹泻、急性胃肠型感冒、功能性肠病出现的泄泻，如肠易激综合征及慢性溃疡性结肠炎缓解期等出现的泄泻均归属于本病范畴诊治。

二、病因病机

中医认为泄泻因素体脾胃虚弱，寒湿困脾或饮食不节，或忧思恼怒等，可致脾胃损伤，出现寒湿内盛或湿热内生，蕴结肠腑，而致发作泄泻。其病位在脾、肾、大肠，病初多为寒湿内盛及湿热内蕴，病久及肾，则出现脾肾阳虚、寒热错杂之证。本病不只是结肠局部的病变，还常是一种全身性疾病，与脏腑功能障碍、阴阳平衡失调关系密切。

三、诊断

（一）疾病诊断

参照国家技术监督局发布的《中医临床诊疗术语》及国家食品药品监督管理局

制定的《中药新药临床指导原则》、田德禄主编的《中医内科学》的辨证标准,结合临床诊疗经验来进行划分,继而进行辨证论治。

(二)证候诊断

1.寒湿内盛证

主症:大便清稀或如水样,腹痛肠鸣,畏寒恶风,食少。舌苔白滑,脉濡缓。

2.肠道湿热证

主症:腹痛即泻,泻下急迫,便色黄褐臭秽,肛门灼热,可伴有发热。舌质红,舌苔黄腻。脉濡数或滑数。

3.食滞胃肠证

主症:大便溏稀或如蛋花样,嗳腐吞酸,恶心欲呕,腹胀肠鸣。舌苔白黄腻,脉弦滑。

4.肝郁脾虚证

主症:腹痛肠鸣泄泻,每因情志不畅而发,泻后痛缓。舌质红,舌苔薄白,脉弦。

5.脾胃虚弱证

主症:大便溏薄,夹有不消化食物,稍进油腻则便次增多,伴有神疲乏力。舌淡,舌苔薄白,脉细。

6.脾肾阳虚证

主症:大便溏薄如水样甚则滑泄不止,畏寒肢冷甚则四肢厥逆。舌淡青,舌苔白滑,脉沉细无力。

四、辨证论治

(一)中医辨证论治

1.寒湿内盛证

症见大便清稀或如水样,腹痛肠鸣,畏寒恶风食少。舌苔白滑,脉濡缓。

治法:解表散寒,芳香化湿。

处方:藿香正气散或胃苓汤加减。

药物:藿香、大腹皮、白芷、紫苏、茯苓、半夏曲、白术、陈皮、厚朴、桔梗、甘草。

如兼恶寒身痛、发热无汗、脉浮等表证者,可合用荆防败毒散以疏表解肌;若寒邪偏盛则将桂枝改为肉桂加高良姜 10g 以温化寒湿。可酌加小茴香、乌药以温里止痛。

中成药:温胃舒胶囊、香砂平胃颗粒、克痢痧胶囊、藿香正气胶囊、加味香连丸等。

2.肠道湿热证

症见腹痛即泻,泻下急迫,便色黄褐臭秽,肛门灼热,可伴有发热。舌质红,舌苔黄腻,脉濡数或滑数。

治法:清热利湿。

处方:葛根芩连汤加味。

药物:葛根、炒黄芩、黄连、白芷、薏苡仁、茯苓、白术、芦根。

中成药:三九胃泰颗粒、雪胆素胶囊、肠胃舒胶囊等。

3.食滞胃肠证

症见大便溏稀或如蛋花样,嗳腐吞酸,恶心欲呕,腹胀肠鸣。舌苔白黄腻,脉弦滑。

治法:消食化滞。

处方:保和丸加减治疗。

药物:陈皮、连翘、茯苓、莱菔子、半夏曲、神曲、焦山楂、甘草。可酌加炒黄连、枳实、槟榔、佩兰。

中成药:克痢痧胶囊、肠胃舒胶囊、延胡胃安胶囊、香砂平胃颗粒等。

4.肝郁脾虚证

症见腹痛肠鸣泄泻,每因情志不畅而发,泻后痛缓。舌质红,舌苔薄白,脉弦。

治法:抑肝扶脾。

处方:痛泻要方合逍遥散加减。

药物:陈皮、白芷、白术、防风、炒柴胡、杭芍、当归、茯苓、粉葛根、黄连、甘草。

中成药:胆胃康胶囊、延胡胃安胶囊、痛泻宁颗粒及健脾养肝丸。

5.脾胃虚弱证

症见大便溏薄,夹有不消化食物,稍进油腻则便次增多,伴有神疲乏力。舌淡,舌苔薄白,脉细。

治法:健脾益胃。

处方:参苓白术散加减。

药物:党参、茯苓、白术、炒薏苡仁、陈皮、砂仁、桔梗、怀山药、炒扁豆、葛根、黄连、甘草。

中成药:补脾益肠丸及温胃舒颗粒、固本益肠片、健脾养肝丸、参苓健脾胃颗粒等。

6.脾肾阳虚证

症见大便溏薄如水样甚则滑泄不止,畏寒肢冷甚则四肢厥逆。舌淡青,舌苔白滑,脉沉细无力。

治法:健脾益胃,温肾散寒。

处方:选四神丸合附子理中汤加减,或合真人养脏汤加减。

药物:川附片(先煎 2h)、北沙参、当归、白术、五味子、肉豆蔻、杭白芍、木香、甘草。

中成药:补脾益肠丸、蛤蚧兴阳丸、温胃舒胶囊、金匮肾气丸等。

(二)其他外治疗法

(1)针灸法:体针治疗多以取足阳明经穴位为主。主穴为中脘、足三里穴。耳针取小肠、大肠、脾、胃、肾、肝、交感等穴。

(2)使用穴位贴敷贴或腹泻灸贴治疗泄泻,穴位可选神阙、关元穴,每日 1 次,14d 为 1 个疗程。

(3)灸架灸治疗,主穴为足三里穴,每次 20min,每日 2 次。

(4)中药热奄包:胃脘部,每日 1 次,每次 20min,14d 为 1 个疗程。

(5)拔火罐一般选用脾俞、肾俞、中脘、关元、天枢穴。

(6)推拿:患者先取坐位,用拇指平推下背部两侧足太阳膀胱经循行部位,约 10min;继之掐揉脾俞、胃俞、足三里穴。再让患者俯卧,用掌按摩腰部两侧,约 5min,最后点揉命门、肾俞、大肠俞、八髎穴。若恶心、腹胀则按摩上腹部与脐周围,并取上脘、中脘、天枢、气海穴点揉。

第五节　痢疾

一、定义

痢疾是因感受湿热病毒,或内伤饮食,积滞肠腑,肠道传导失司,脂膜血络受伤,以腹痛、腹泻、里急后重,大便呈赤白黏冻或脓血为主要临床表现的传染性疾病。

二、病因病机

(一)病因

1.原发病因

夏秋之季,天之暑热之气下迫,地之湿气上蒸,暑湿热交互蒸迫,滋养酿生出疫毒秽浊之邪,经口侵入机体,疫毒与秽浊之物内蕴于肠中,与气血相搏,伤及肠腑脂膜及血络,而成痢疾。

2.诱发因素

常因误进污染、腐败变质的不洁食物,或饮用为疫毒之邪所污染的饮水,或感触疫毒之邪而发病。

(二)病机

1.发病

痢疾具有传染性,多于一地流行,易相传染,发病较急。若疫毒内客不除,留连体内,迁延不愈,可反复发作。

2.病位

主病位在大肠,与脾胃关系密切,并可涉及肝肾。

3.病性

急性期多实证,慢性期多本虚标实证。

4.病势

湿性黏滞、重浊、趋下,因而病势易于向下、向里,先入肠胃,久则损伤脾胃、肝肾。

5.病机转化

痢疾的病机转化取决于人体正气的盛衰和感染毒邪的轻重。急性期若人体正气充盛,又暴感疫毒之邪,正邪交争,而成热毒炽盛证。若救治不及时,则有热陷心营、热动肝风、内闭外脱等逆传之证。若疫毒之邪夹暑湿,或素体阳盛,则多成湿热蕴结证;若疫毒之邪夹外在寒湿,或素体阳虚,则多成寒湿困脾证。急性痢疾若失治误治,或迁延日久而转为慢性痢疾,此时因失治、误治,治不彻底,正气受伤,邪气留恋,或素体质弱,正气亏虚,虽经正确系统治疗,仍不能彻底祛邪外出而形成正虚邪恋,反复发作的慢性痢疾,久痢不愈,伤及脾肾,肾气不固则可致下痢无度。

三、诊断与鉴别诊断

(一)诊断依据

(1)腹痛、里急后重,便次增多。大便常有脓血黏冻。

(2)急性痢疾发病急骤,可伴有恶寒发热;慢性痢疾则反复发作,迁延不愈。

(3)常见于夏秋季节,多有饮食不洁史。

(4)急性菌痢,血白细胞总数及中性粒细胞比例增高。

(5)大便常规检查,可见白细胞及红细胞并有巨噬细胞。大便培养有痢疾杆菌生长。

(6)肠阿米巴病的新鲜大便可找到阿米巴滋养体或包囊。

(7)必要时作 X 线钡剂造影及直肠、结肠镜检查,有助于鉴别诊断。

(二)鉴别诊断

1.泄泻

与痢疾均可因感受外邪或饮食所伤而发病,主病位在肠,且均好发于夏秋季节,但有所不同。痢疾为腹痛,下痢赤白,里急后重;而泄泻为排便次数多,粪便稀溏如水样,一般无里急后重。泄泻多与腹痛肠鸣并见,泻后腹痛可减;而痢疾腹痛多与里急后重并见,痢后腹痛不减。

2.肠风

痢疾若见纯红血便,须与肠风之下血鉴别。一般痢疾下血多伴腹痛,里急后重;而肠风下血色鲜红,血出如线或点滴不已,无腹痛、里急后重感。但肠风下血日久,可有便后重坠感,应防恶变。

3.暑温

痢疾热毒炽盛证与暑温的暑热动风、暑入心营表现相似,须加以鉴别。一般由痢疾而引发的高热神昏,痉厥抽搐,起病急,发展快,迅速出现内闭外脱。可用冷生理盐水灌肠取黏液做便常规、便培养,或做肛拭子镜检,必要时腰穿检查脑脊液可明确诊断。

四、辨证论治

(一)辨证要点

1.辨急慢轻重

急性痢疾发病急骤,症状典型,多见于夏秋之季,病程在 2 个月以内;慢性痢疾病缓而久,反复发作,病程在 2 个月以上。轻者下痢脓血兼见粪质;重者但见下痢脓血,不见粪质;或下痢次数减少,却见腹胀皮急如鼓,呕吐频繁,烦躁,口渴食少,气急息粗,甚或神昏,脉实滑有力;或下痢,噤口不能食,或到口即吐,与水难饮,精神萎靡,兼见呃逆;或下痢黏稠脓血,烦渴转筋,或见面红润,唇如涂朱,脉数疾大;或下痢脓血不止,神萎恶寒,手足厥逆,身冷自汗,气促息微,脉或沉细迟,或微细欲绝,或反浮。

2.辨虚实寒热

实证者多为急痢、暴痢,患者多年轻且形体壮实,腹痛胀满坚硬而拒按,痛时窘迫欲便,便后痛势暂时减轻,里急的特点为急迫欲便,不及登圊即便,后重的表现为肛门坠重,便后减轻,未几复作。虚证者多为慢痢、久痢,患者多年高体弱,腹痛喜按,痛势绵绵,便后痛势反见明显,里急的特点为登圊不甚急迫,或久坐而无便,后重的特点为肛门坠胀,便后不减,甚者反加重。

寒证者下痢赤白而清稀或下痢纯白滑脱,无热臭,面白形寒,或下痢紫黯而稀淡,或下痢色黄而浅淡不甚臭,腹痛拘急或腹痛隐隐喜温,里急后重较轻。热证者下痢脓血,或纯鲜红血,黏稠腥臭或下痢白脓,或痢下色黑焦、浓厚,或痢下色黄而深、秽臭,或痢下赤白相兼如鱼脑,黏稠难下,腹痛窘迫,口渴喜冷饮,肛门灼热,里急后重明显,或见发热,甚则高热不退。

3.辨痢色

痢下白冻或白多赤少者,多为湿重于热,邪在气分,其病轻浅;若纯白清稀,或如胶冻如鼻涕者,为寒湿伤于气分;白而滑脱者属虚寒;白而有脓者为热;痢下赤冻,或赤多白少,多为热重于湿,热伤血分,其病较深;若痢下纯鲜血者,为热毒炽盛,迫血妄行;痢下赤白相杂,多为湿热夹滞;痢下色黄而深,其气秽臭者为热;色黄而浅,不甚臭秽者为寒;痢下紫黑色、黯褐色者为血瘀;痢下色紫黯而便质清稀为阳虚;痢下焦黑,浓厚味臭者为火;痢下五色相杂为湿热疫毒。

(二)治疗原则

在急性期,祛邪为主,宜通,以祛除肠中之毒邪,并审其兼夹邪气之不同,热者清之,寒者温之,湿者燥之。湿热证治宜清热解毒化湿,调气和血导滞;寒湿证治宜温中散寒燥湿,调气和血,导滞解毒;热毒炽盛者治宜清热解毒,凉血通降。慢性期祛邪与扶正兼顾,宜补宜涩,攻补兼施。

同时治疗时须注意,急性期忌用收涩止痢之品;慢性期忌用攻伐之品。调和气血一法在整个疾病发展过程中皆可应用,痢下赤多者重用凉血活血药,痢下白多者重用理气行气药。

(三)应急措施

(1)对起病急、高热不退者,用清开灵注射液 40mL,加入 5％葡萄糖注射液500mL,静脉滴注,每日 2～3 次。

(2)腹痛便脓血、便次频繁者,用双黄连粉针 3～6g,溶于 5％葡萄糖注射液500mL 中,静脉滴注,每日 2 次。

(3)热重神昏舌绛者,在静脉滴注清开灵同时给予安宫牛黄丸 1 粒口服,或用局方至宝丹 1 粒口服,不能口服者,可采用鼻饲法。

(4)面色苍白,手足逆冷,唇淡脉微,为阳证转阴,内闭外脱的危候,急用参附注射液 40mL 加入 25％葡萄糖注射液 40mL 中,反复静脉注射,病情稳定后,改为50mL 参附注射液加入 5％葡萄糖 500mL 中,静脉滴注,每日 2 次,并将生脉注射液 50mL 加入 5‰葡萄糖 250mL 中静脉滴注。

(5)药物灌肠:下利难止,或发热不退者,以白头翁汤煎液取浓汁,保留灌肠,每次 100mL,以直达病所,清热止痢。

(6)针灸:体针取上巨虚、天枢、足三里穴,针法用平补平泻,对于虚证者可加灸。耳针取小肠、大肠、神门、内分泌、交感等,浅刺激。

(7)刮痧:凡见抽搐、昏迷者,除按前述相应处理外,还可取其前胸、后背、双肘窝、双腘窝等部位进行刮痧,以宣营卫,泄疫毒。

(四)分证论治

1.湿热蕴结证

症舌脉:腹痛,里急后重,下痢赤白脓血,每日数次到数十次不等,肛门灼热,伴发热,舌质红,苔黄腻,脉滑数。

病机分析:疫毒之邪夹湿热或暑湿之邪侵犯肠道,滞于肠中,与肠中气血相搏结,大肠传导功能失司,通降不利,气血凝滞,肠腑脂膜和血络受损,故大便赤白脓血;气机阻滞不通则腹痛,里急后重;湿热蕴结下注,则肛门灼热,排便次数多,并发热;舌、脉均为湿热蕴结之征。

治法:清热解毒利湿,理气行血。

方药运用:

(1)常用方:芍药汤加减。药用黄连、黄芩、大黄、芍药、当归、肉桂、槟榔、木香、炙甘草。

方中黄芩、黄连苦寒清热燥湿,为君药;臣以大黄清热通便导滞;佐以芍药、当归、肉桂和营卫活血治脓血,且芍药能止下痢,缓急止痛,木香、槟榔调气导滞,除后重;甘草调和诸药。诸药合用共奏清热解毒化湿,调和气血之功。

(2)加减:热偏重者,见赤多白少,或纯赤痢者,加白头翁、丹皮、马齿苋、金银花以清热解毒和营;湿重者,加藿香、佩兰、苍术以化湿和中;表热者,加荆芥、薄荷、葛根、连翘以清表热。

(3)临证参考:本证有表证必先解表或表里双解,可用葛根芩连汤。本证有无表证,关键在于是否有浮脉,有浮脉必有表证。

2.热毒炽盛证

症舌脉:发病急骤,腹痛剧烈,下痢鲜紫脓血,气味腐臭,或恶心呕吐,噤口不食,或下痢前即见高热,腹满胀痛,烦躁不安,面色苍白,四肢发冷,甚则昏迷,舌质红绛,苔黄燥,脉滑数。

病机分析:染上极为毒烈的疫毒之邪,毒邪蕴聚肠中,不得外泄,化热化火,热毒炽盛,与肠中气血相搏结,气血凝滞,脂膜和血络受损故发病急骤,腹痛剧烈,下痢鲜紫脓血,气味腐臭;疫毒之邪蕴结肠中,上攻于胃,胃气上逆见恶心呕吐,噤口不能食;热毒炽盛化火,陷入营血则下痢前即见高热,腹满胀痛,烦躁不安;病情进一步发展,热毒之邪迅速传变,热盛风动,疫毒内闭,正不胜邪而出现厥脱,故见面色苍白,四肢发冷,甚则昏迷;舌、脉均为热毒炽盛之征。

治法:清热解毒凉血。

方药运用:

(1)常用方:白头翁汤加减。药用白头翁、黄柏、黄连、秦皮。

方中重用白头翁以清热解毒,凉血治痢,为君药;黄连、黄柏、秦皮均为苦寒之品,且有清热燥湿,泻火解毒之效。四药合用,共收清热解毒,凉血治痢之功。

(2)加减:本证尚可加入金银花、黄芩、马齿苋、丹皮、赤芍、白芍,以增强其清热解毒凉血之功;大便不爽者,加生大黄以荡涤疫毒之邪;高热神昏者,加羚羊角、水牛角;另服紫雪丹或至宝丹以清热凉血解毒;痉厥抽搐者,加石决明,重用钩藤以镇肝息风;面色苍白,四肢厥逆,脉细弱者,急服参附汤,不能口服者,可鼻饲。

(3)临证参考:本证来势急骤,病情危重,年老体弱患者,昏迷、惊厥等症状常出现在下痢之前,此为疫毒内闭,宜急用大承气汤灌肠以荡涤肠腑,使疫毒之邪从下排出,之后再用白头翁汤加生大黄、马齿苋、白芍以保留灌肠。

3.寒湿困脾证

症舌脉:腹痛,下痢赤白黏冻,伴头身困重,脘痞纳少,口黏不渴,苔白腻,脉濡缓。

病机分析:疫毒之邪夹寒湿之邪滞于肠中,伤于气分,阻遏脾阳而成本证,症见腹痛,下痢赤白黏冻;寒湿困脾,脾阳不振,清阳不升则头身困重;健运失司则脘痞纳少;寒湿中阻则口黏不渴;舌苔、脉象均为寒湿内盛之象。

治法:温化寒湿,行气导滞。

方药运用:

(1)常用方:胃苓汤加减。药用苍术、厚朴、白术、陈皮、茯苓、泽泻、猪苓、肉桂、甘草。

本方由平胃散与五苓散合方而成。苍术燥湿运脾,厚朴燥湿除满,行气导滞,二药合用燥湿运脾之力增强;白术配苍术健脾燥湿,陈皮合厚朴行气化滞,茯苓、猪苓、泽泻淡渗水湿,茯苓又可助白术、陈皮以加强健脾和中之功效,肉桂既可化膀胱之气,又可暖中宫,散寒湿;甘草调和诸药。

(2)加减:偏寒者,加砂仁、吴茱萸、草豆蔻以温中散寒;湿重者,加藿香、半夏;

若见寒湿化热之势,加酒黄连以清热燥湿;兼外湿者,加羌活、防风。

(3)临证参考:本证临床不多见。若在暑天感受寒湿而痢者,改用纯阳正气丸合藿香正气散治疗,寒热错杂者,用《伤寒论》中诸泻心汤治疗。

4.脾阳亏虚证

症舌脉:病久迁延不已,下痢白黏冻状,排便不畅,腹部冷痛时作,畏寒肢冷,舌淡,苔白滑,脉弱。

病机分析:下痢日久,耗伤阳气,脾阳受损,疫毒之余邪滞于肠中,迁延不已,故大便呈白黏冻状,排便不畅;脾阳亏虚,肠络失于温养,故腹冷痛时作;脾阳虚,不能温四末,故畏寒肢冷;舌、脉均为虚寒之征。

治法:温补脾阳,涩肠固脱。

方药运用:

(1)常用方:真人养脏汤加减。药用人参、白术、肉豆蔻、肉桂、当归、白芍、木香、诃子、炙甘草。

方中人参、白术甘温益气,健脾补中,为君药;臣以辛温热的肉桂、肉豆蔻温阳暖脾土;佐以当归、白芍养阴和血,脾虚气滞故又佐以木香醒脾气,调肠道气机,并少佐诃子以涩肠止泻;使以甘草和中健脾,调和诸药。

(2)加减:虚寒较甚者,加附子、干姜、吴茱萸、乌药以温中散寒理气;中气下陷者,加炙黄芪、升麻、柴胡、枳实;若仍有积滞,大便不爽者,去诃子,加山楂、槟榔以导滞除积。

(3)临证参考:本证以阳气虚为主要表现,故重在恢复阳气,同时脾阳虚损及肾阳,脾肾阳虚可见阴盛格阳症状,病情危重,变化快,应予重视。

5.正虚邪恋证

症舌脉:下痢时发时止,发作时大便赤白黏冻或果酱样,腹痛后重,不发时疲劳乏力,食少,腹胀或隐痛,舌质淡,苔薄白,脉细。

病机分析:痢疾误治失治,病根不除,则正虚邪恋,饮食不当,起居不慎,或外邪、思虑、郁怒等诱因而发病,故下痢时发时止;疫毒之余邪未尽,滞于肠中,故发作时大便赤白黏冻或果酱样,腹痛后重;脾气不足故不发时疲劳乏力,食少,腹胀或隐痛;舌、脉均为正气虚之征。

治法:温中清肠,调气化滞。

方药运用:

(1)常用方:连理汤加减。药用人参、白术、干姜、黄连、茯苓、炙甘草。

方中人参甘温,补气健脾益中,为君药;臣以白术燥湿健脾补虚,助人参健脾益气补中;干姜温中健脾,茯苓淡渗利湿,黄连苦寒清热燥湿解毒,除肠中湿热余邪,共为佐药;甘草健脾益中,调和诸药,为使药。

(2)加减:湿热之象明显者,加白头翁、马齿苋、白芍;若见痢下不爽,大便如果酱样甚如栗色,痛有定处,舌质紫黯,脉细涩,为瘀阻肠络,可加活血化瘀之品,如桃仁、红花、莪术、蒲黄等;偏于寒湿者,加苍术、草果仁以温化寒湿;寒热错杂,虚实夹杂,久痢不已者,可将乌梅丸改为汤剂服用,以温脏散寒、化湿止痢;若由饮食不当引发者,可加服保和丸;由思虑劳心诱发者,送服归脾丸;因郁怒而发者,加痛泻要方;若正虚邪恋日久伤阴,见下痢赤白脓血黏稠如冻,量少难出,脐腹疼痛绵绵,虚坐努责,恶食,心烦口干,午后低热,神疲乏力,舌质红绛,少苔,或舌光红乏津,脉细数,治宜清肠养阴,泄热止痢,药用驻车丸以滋阴生津,清热燥湿。

(3)临证参考:治疗时应注意清理余邪,不可峻补,以防恋邪而复发。

(五)其他疗法

1.中成药

(1)葛根芩连微丸:每次 3g,每日 3 次,口服。用于细菌性痢疾症见腹泻、身热烦躁者。

(2)穿心莲片:每次 5 片,每日 3 次,温开水送服。用于菌痢、肠炎。

(3)乌梅丸:每次 2 丸,每日 2~3 次,空腹温开水送下。用于久痢久泻。

(4)加味香连丸:每次 6g,每日 3 次,温开水送服。用于湿热痢疾,腹痛下坠。

(5)枳实导滞丸:每次 6~9g,每日 2 次,空腹温开水送服。用于痢疾里急后重。

(6)香连丸:每次 3~6g,每日 2~3 次,温开水送服。用于湿热痢疾,下痢赤白,里急后重,腹痛泄泻。

(7)清开灵注射液:本品 40mL 加入 5％葡萄糖注射液 400mL 或 0.9％氯化钠注射液 400mL 中,每日 2 次静脉滴注。用于痢疾见高热。

(8)生脉注射液:用生脉注射液 50mL 加 25％葡萄糖注射液 50mL 静脉注射,每 10min 1 次,连续用药,待血压正常后,改为生脉注射液 50mL,加入 5％葡萄糖注射液 500mL 或 0.9％氯化钠注射液 500mL 静脉滴注,直至血压稳定。用于痢疾见厥脱、休克。

2.单验方

(1)湿热痢

1)独头蒜、黄连各等分,共为细末,每次 6g,每日 3 次。

2)黄连 15g,乌梅 20g,共研细末,每次服 6g,每 6h 1 次。

(2)赤白痢

1)乌梅烘干研粉,每次吞服3～6g,每日3次。

2)鲜大蓟1把,马齿苋30g,白木槿花12g。取水1碗,煎至半碗,每日早晚服2次。

(3)痢下酱色,时作时止:鸦胆子去皮去壳15粒,胶囊分装。每日3次,饭后服下,连服5～10d为1个疗程。

(4)急性痢疾:白头翁15g,黄柏10g,黄连15g,马齿苋20g。水煎取汁200mL,候温,保留灌肠,每次100mL,每日2次,连用7d。

(5)各种痢疾:独头蒜捣烂取汁100mL,保留灌肠,每日1次,连用7d。

(6)治痢而滑脱不禁:赤石脂30g,炮姜10g,水煎服。

3.食疗方

(1)湿热痢

1)马齿苋500g(鲜品)洗净,热水浸后加油盐代菜食;也可将鲜马齿苋洗净捣汁,每次适量,加蜂蜜2匙,加温空腹服,每日2次。

2)马齿苋绿豆汤:鲜马齿苋200g,绿豆100g,洗净后共煎汤,顿服,连用3～4次。

3)金针菜汤:金针菜100g,马齿苋100g,水煎取汁,加白糖适量,顿服。

(2)寒湿痢

1)独头蒜2头,红、白糖各少许。将独头蒜去皮捣烂,兑入适量开水泡4～6h,然后滤取清汁,放入适量红、白糖,一次服下。

2)椒梅茶:胡椒10粒,乌梅肉6g,茶叶5g。共研细末,开水冲服。

3)焦山楂50g,胡椒粉5g,红糖30g。焦山楂水煎取汁,入胡椒粉、红糖搅匀,频饮。

(3)阴虚痢:银耳30g,粳米100g,共煮粥,空腹食之。

(4)虚寒痢

1)干姜粥:干姜10g,粳米60g。将干姜研为细末,同粳米煮粥,每日2次,空腹食之。

2)老母鸡1只,胡椒20粒,山楂30g,干姜10g,红糖适量。将鸡去毛洗净,除内脏切成小块,与胡椒、山楂、干姜、红糖一起入锅内,添水煮烂,吃肉喝汤。

(5)正虚邪恋

1)生姜15g,乌梅肉30g,红糖适量。生姜切成细丝,乌梅肉剪碎,二者共放保温瓶中,沸水冲泡,浸半小时后,入红糖,顿服,每日3次。

2)山药60g,薏苡仁60g,粳米200g,红糖适量。山药、薏苡仁共研细末,粳米洗净加水煮粥,待要煮熟时,加入山药、薏苡仁共煮,等煮好后,加入红糖适量服食。

4.药物外敷及局部用药

(1)湿热痢

1)大黄30g,川黄连、木香各20g。3药共研细末,取药末适量与食醋拌和调成厚泥状,纳入脐中,以纱布覆盖,胶布固定,每日换药1次。

2)诸葛行军散:姜粉1.5g,硝石1g,牛黄15g,雄黄25g,硼砂15g,冰片15g,人工麝香15g,珍珠15g,共研为细末,装瓷瓶内,每次用药末0.6g,纳入脐中,以胶布固定,每日1次。

(2)寒湿痢

1)吴茱萸、胡椒各10g,共研为细末,醋调成膏,敷神阙、涌泉穴(双),每日换药1次。

2)胡椒、绿豆、巴豆仁各2g,共研为细末,用熟大枣肉调成膏,敷神阙穴,每日换药1次。

3)巴豆去壳3粒,绿豆7粒,胡椒10粒,红枣2枚(去核)。诸药混合,捣如膏,用时取膏1/2,分贴于神阙和脾俞穴,纱布盖好,胶布固定,每日1换,2～3次即愈。

(3)虚寒痢:鲜鲫鱼1条,胡椒16粒,共捣如泥,贴神阙穴,纱布覆盖,胶布固定,每日换1次。

(4)正虚邪恋痢:诃子肉、罂粟壳、赤石脂各200g,干姜100g,煅龙骨100g,乳香、没药各15g,肉豆蔻50g。诸药共研细末,熬膏贴脐。

5.针灸和拔罐

(1)针灸

1)湿热痢,取合谷、上巨虚、天枢、内庭等穴,均用泻法。

2)热毒炽盛:取天枢、足三里、曲池等穴。抽搐不止者,加人中、太冲、阳陵泉穴;高热神昏者,加水沟、委中穴;厥脱加关元。天枢、足三里、曲池均施泻法,委中以三棱针刺血,关元隔盐灸,人中、太冲、阳陵泉均用泻法。

3)寒湿痢:取合谷、天枢、上巨虚、中脘、气海、阴陵泉等穴。合谷、天枢、上巨虚均用泻法,中脘、阴陵泉平补平泻,气海补法,并加灸。

4)正虚邪恋痢:取合谷、天枢、上巨虚、关元、脾俞、胃俞、神阙等穴。合谷、天枢、上巨虚平补平泻,关元、脾俞、胃俞用补法,并加灸,神阙隔盐灸。

(2)拔罐

1)火罐:取大肠俞、胃俞、三焦俞、中脘、天枢、关元、足三里等穴。患者仰卧位或俯卧位,取大小适宜的火罐,用闪火法或架火法将罐扣在穴位上,留罐 5～10min,隔日 1 次,两组穴交替使用。

2)刺血拔罐:取大椎、脾俞、肝俞,大肠俞、胃俞,天枢、中脘、关元等组穴。以上 3 组穴,每日取 1 组。患者仰卧位或俯卧位,常规消毒后,用不锈钢三棱针对所选的一组穴位刺入皮肤 2～3cm 深,以出血为宜,然后取大小适宜的火罐,用闪火法扣在所选穴位上,留罐 15min,每日 1 次。

第四章　肝胆病症

第一节　黄疸

一、定义

黄疸是因时气疫毒、湿热、寒湿等外邪侵袭，或饮食失节，嗜酒无度，误食毒物，或劳倦内伤，以致疫毒滞留，寒湿阻遏，湿热交蒸，气滞血瘀及肝胆脾胃功能失调，胆失疏泄而胆汁泛溢，出现以面、目、身肤发黄，小便黄赤为主要特征的病证。

二、病因病机

（一）病因

1.原发病因

湿热或寒湿、时气疫毒等外邪侵袭，是引发外感黄疸的原发病因；劳倦过度、酒食不节、情志抑郁等所致的脏腑虚损，是内伤黄疸的原始病因。

2.继发病因

砂石、虫体等阻滞胆道，积聚日久不消或瘀血阻滞胆道，是胆汁外溢产生黄疸的继发病因。

3.诱发因素

感受外邪、饮食失节、骤受惊恐、情志不遂、劳倦内伤等均可诱发或加重黄疸。

（二）病机

1.发病

黄疸由感受湿热疫毒所致者，病势暴急，病情凶险，传染性强；而由感受湿热外邪及砂石、虫体阻滞胆道所致者，起病多较急；由内伤诸因所致者病势较缓。

2.病位

主要病位在肝胆，与脾、胃、心、肾有关。

3.病性

外感或急性发作的黄疸，病性以湿热、疫毒等邪实为主；而内伤或慢性发作的黄疸以虚实夹杂、本虚标实为多。本虚以脾胃、肝肾、脾肾不足为主,标实以湿热或寒湿、瘀血为特征,或为阳黄,或为阴黄。

4.病势

本病一般初始为湿热蕴结脾胃,熏蒸阻滞肝胆。湿热耗伤肝肾之阴,或过用寒凉,湿热寒化,耗伤脾阳,甚或伤及肾之阳气,而同时湿毒滞留,气血运行受阻,则可出现由实转虚或虚实夹杂,以及由中焦病及下焦之势。湿热化毒或感受疫疠之毒邪,热毒炽盛,熏灼肝胆,可进一步耗损心营、肝肾而致上中下三焦俱病之势,出现气血阴阳皆伤之变。

而内有所伤、缓慢起病之黄疸,初为脏腑功能不足而兼寒湿或湿热毒邪为患。若正虚不胜邪,则湿毒滞留,气血运行受阻,气滞血瘀,久之则脏腑阴阳更损,虚实兼夹之势出现。

5.病机转化

外感湿热、饮食不节或酗酒过度,酿生湿热,蕴结于脾胃,熏蒸肝胆之阳黄,可因热盛伤阴而致阴虚湿阻,也可因苦寒药过用伤阳或素体阳虚致湿邪寒化,寒湿困脾,转为阴黄。脾胃肝胆湿热之阳黄,还可因湿热阻滞气机致血行不畅而出现肝胆血瘀;湿热互结化毒,充斥脏腑,可转化为热毒炽盛;热毒不解,深入心营,内陷心包,转化为热毒内陷证;热毒伤正日久可致肝肾阴阳衰竭。感受寒湿或阳黄转阴之寒湿困脾阴黄证,可因阳气受遏,进一步致脾肾阳虚,也可因气血运行受阻,而致淤滞两胁,肝血瘀阻。

三、诊断与鉴别诊断

(一)诊断依据

按照 1995 年国家中医药管理局发布的中华人民共和国中医药行业标准《中医病证诊断疗效标准》。

(1)目黄、身黄、尿黄,以目黄为主。

(2)初起有恶寒发热,纳呆厌油,恶心呕吐,神疲乏力,或大便颜色变浅。黄疸严重者皮肤瘙痒。

(3)有饮食不节,肝炎接触或应用化学制品药物等病史。

(4)肝脏、脾脏或胆囊肿大,伴有压痛或触痛。

(5)血清胆红素(直接或间接),尿三胆试验,血清谷丙转氨酶、谷草转氨酶、γ-谷氨酰转肽酶,碱性磷酸酶以及 B 超,胆囊造影,X 线胃肠造影等有助于病因诊断。

(6)必要时做甲胎蛋白测定,胰、胆管造影,CT 等检查,以排除肝、胆、胰等恶性病变。

（二）鉴别诊断

1.黄胖病

黄胖病是由虫积匿伏肠中耗伤气血所致。症见面部淡黄虚浮，肌肤色黄带白而眼白如故，小便不黄，兼见头晕心悸、气短乏力等气血亏虚证候及腹痛间作、异食癖等。黄疸常目黄、身黄、尿黄俱见。

2.萎黄病

萎黄又称虚黄，多为脾胃虚弱所致。多由大失血、大病及疟疾等病致气血亏耗而成。与黄疸的区别在于其两目不黄，面及肌肤萎黄少泽，小便通利不黄，多有头晕心悸，气短乏力。而黄疸两目、面及肌肤、小便俱黄。

3.湿病

湿邪郁蒸可引致身黄、面黄，但眼白不黄。黄疸则身、目、小便俱黄。《医学纲目·黄疸》指出："色如烟熏黄，乃湿病也，一身尽痛。色如橘子黄乃黄病也，一身不痛。"《医学入门·黄疸》作进一步鉴别："又湿病与黄病相似，但湿病在表，黄病在里。"

4.风气目黄

风气目黄是由风气自阳明入胃，上至目眦，风气不得外泄所致。其特点为只见目黄，且以目内眦较为明显，表面凹凸不平，面身不黄，亦无其他见症，多见于肥胖之人及老年人，是球结膜下脂肪沉积所致。黄疸除目黄以白睛黄为表现外，亦有身黄、尿黄。

5.多食瓜果发黄

过食含胡萝卜素的胡萝卜、南瓜、菠菜、柑橘、木瓜等，致胡萝卜素潴留沉着，可出现皮肤发黄。其与黄疸病的区别在于发黄部位多在手掌、足底、前额及鼻等处皮肤，眼白不黄，也无其他症状。黄疸则身、目、小便俱黄，且伴湿热、寒湿或瘀阻症状。

四、辨证论治

（一）辨证要点

1.辨性质

一般起病迅速，病程短，黄色鲜明，舌红，脉弦数，属热证、实证，为阳黄；其中起病急骤，黄色如金，变化迅速，舌绛者，为急黄；而起病较缓，病程长，黄色晦黯或熏黑，舌淡或黯，脉迟缓，属寒证、虚证，为阴黄。

对阳黄需进一步辨湿热孰轻孰重。以发热重，或胸腹热满，按之灼手，口干苦思饮，烦渴不宁，大便干结，小便短赤，舌边尖红紫少津，苔黄腻，脉弦数为主症者，为热重于湿；而以身热不扬，身困倦怠，胸膈痞满，口干黏不思饮，大便黏滞不爽，小便短黄，苔白腻或白滑而厚，脉弦滑或濡稍数为主症者，则属湿重于热。上述两组症状相兼并见，无明显偏重者，为湿热并重。

2.辨病位及证候特征

黄色鲜明，以脘腹痞满、纳呆呕恶为主症者，位在脾胃，证属脾胃湿热；黄色鲜明，以胁肋胀痛、口苦呕恶为主症者，位在肝胆，属肝胆湿热证；黄色鲜明，胁肋剧痛，痛彻肩背，呕恶严重甚则呕逆胆汁者，位在胆并及于肝，证属胆热瘀结；以黄色如金，高热烦躁，呕吐频作，甚或神昏、抽搐为特征者，位在肝胆，证属热毒炽盛，熏灼肝胆；而身黄如金，入夜身热甚，神昏谵语，皮下斑疹、紫癜或衄血、吐血、便血者，则位在心肝及胆，证属热毒内陷心营；黄色晦黯，以肢冷畏寒、腹胀纳少、便溏为主症者，位在脾及肝胆，证属寒湿困脾；若见黄色晦黯，头晕腰酸，脘痞腹胀，肢体困重，五心烦热，舌红苔白腻等症，则位在肝、胆、脾、肾，证属阴虚湿阻；而黄色黯滞，胁下痞块，舌质淡黯、瘀紫者，则位在肝胆，属血瘀证。

3.辨病势轻重

常综合黄疸色泽变化、患者精神状态及全身情况判定。一般认为，黄疸逐渐加深、患者精神萎靡，全身极度疲乏，厌食严重，提示病势加重；黄疸逐渐变浅，患者神清气爽，纳食增加，病情趋向好转，为顺证病轻；黄疸色晦无泽，患者烦躁不宁或神昏嗜睡，纳差呕吐，甚或吐血、衄血，则为逆证，病重。

（二）治疗原则

黄疸的治疗，首先应根据发病情况，分辨外感、内伤，正邪之轻重缓急，而采取或急则治标或缓则治本或标本兼顾的原则。

外感黄疸，属于湿热的，治以清热化湿，同时通利腑气，以使湿热下泄；属于寒湿的应温中健脾，淡渗利湿，以求湿去黄退。急黄热毒炽盛，当以清热解毒、凉营开窍为法。内伤黄疸的治疗，则应以调整肝胆脾胃的功能为主，可分别予以健脾和胃、疏肝利胆、补益脾肾、滋养肝肾、活血化瘀等治法。

黄疸的发生，主要因湿邪入于血分瘀阻血脉，胆汁外溢所致，治疗当据黄疸之湿、热、寒之轻重，分别在清利、温化的同时，配伍活血化瘀之品。若湿痰交结，淤滞血脉，则以祛湿、活血化痰为法。

祛邪退黄与调整脏腑功能在临床上常常结合应用。具体用法应根据病邪盛衰、正气强弱、疾病新久及证候转化等情况决定，或单独使用，或分先后主次，或相互组合。

(三)分证论治

1.脾胃湿热证

症舌脉:身目俱黄,色较鲜明,脘腹痞满,纳呆呕恶,四肢困重,尿黄赤。热重于湿者,兼见发热,口苦口渴,大便秘结,舌红,苔黄腻或黄燥,脉弦数或滑数;湿重于热者,兼见口干黏腻,渴不欲饮,大便溏滞,或有发热不扬,苔白腻或黄白相兼而腻,脉濡稍数或弦滑。

病机分析:外感湿热或饮食失节,酗酒过度,酿成湿热,蕴结于脾胃,熏蒸肝胆,致肝失疏泄,胆汁外溢而发黄,其色鲜明;湿热蕴阻中焦,脾胃运化升降失常致脘腹痞满,纳呆呕恶,四肢困重;热邪内盛或热结胃腑而致津伤口渴,便秘;湿热下注膀胱,气化失利而致小便短赤;湿甚于内,热为湿遏,不能外透,故身热不扬;湿热夹滞,阻于肠道则大便黏滞不爽;舌红,苔黄腻或黄燥,脉弦滑数,为湿热内蕴、热重于湿之征,苔白腻或白滑而厚,脉濡稍数或脉弦滑则为湿重于热之象。

治法:清利湿热。热重于湿者,佐以泄下,使湿热之邪从二便而去;湿重于热者,配以化气淡渗之剂,使湿从小便去。

方药运用:

(1)常用方

1)热重于湿者,选用茵陈蒿汤加减。药用茵陈蒿、栀子、生大黄、蒲公英、赤芍、郁金、萹蓄、茯苓、生甘草。

湿热黄疸,为湿与热蕴结于里,不得透发于外,不得走泄于下所致。茵陈蒿汤为《伤寒论》中治疗湿热黄疸之专方。方中茵陈蒿性苦微寒,苦泄下降,功善清湿热而退黄,故重用以为君药;栀子苦寒,清三焦湿热、泻肝胆之火,使湿热从小便而出,用为臣药;佐以生大黄,既可清化湿热,又泻热逐瘀,使湿热从大便而去,以萹蓄、蒲公英、茯苓加强清热利湿解毒之功,赤芍、郁金凉血散瘀,利胆退黄;生甘草清热解毒并调和诸药,以为使药。方中茵陈虽苦寒但具生发之气,能逐内蕴之湿热外出,与栀子、生大黄同用可谓降中有升,泄中有宣透之意。郁金、赤芍更可疏利肝胆,清散瘀热。诸药合用,使湿热之邪在疏解、宣透之机中胶结之势减弱,有助于清利分消,使黄疸诸症悉退。

2)湿重于热者,选用茵陈四苓汤合连朴饮加减。药用茵陈、猪苓、厚朴、茯苓、苍术、黄连、石菖蒲、清半夏、白豆蔻、赤芍。

湿热黄疸,湿重于热者,着重利湿,兼清其热,为治疗要点。选茵陈四苓汤合连朴饮加减,重在利湿化湿兼和中清热。方中仍以治黄疸专药茵陈为君,以清热化湿,解毒退黄;以猪苓、厚朴为臣,淡渗利湿,行气化湿;佐以半夏、黄连、白豆蔻、石菖蒲辛开苦降、燥湿和胃及芳香化浊、醒脾和胃,茯苓、苍术健脾化湿燥湿,诸药合用均可助脾运化湿浊,以防湿邪再困伤中土。赤芍凉血行血散邪祛淤滞,与黄连均为寒凉之品,并可佐制辛温药之燥性。方中辛苦寒、辛苦温、甘平之剂并用,清利湿热之时更侧重行气燥湿,芳香化湿。健脾化湿与淡渗利湿合用更可杜绝生湿之源,可谓宣化燥利同用,标本共治之良方。

(2)加减:热重于湿见发热口渴重者,加知母、黄芩、生石膏、芦根;呕逆重者,加竹茹;脘腹胀满者,加枳实。湿重于热见发热不扬者,加黄芩、竹叶;呕逆重者,加藿香、生姜汁;口黏胸闷者,加佩兰、杏仁、陈皮;大便溏滞黏臭者,加制大黄、木香;热重兼表证者,甘露消毒丹加减;湿重兼表证者,三仁汤加减;黄疸消退缓者,可重用赤芍,或据症加化痰药如杏仁、陈皮、青黛、白矾之品。

(3)临证参考:清除湿热宜彻底,但又不可过度而致损伤脾阳,湿热基本清除则以健脾为主,佐以化湿疏利;湿热全清,则以健脾和胃、疏肝补肾巩固疗效。本证用茵陈为清化湿热之药,用量一般为 $30\sim60g$,后下,以保存药效;大黄用法,便秘宜生用,后下,大便溏滞不畅宜制用,用量为 $10\sim20g$,视病情增减,以腑通热泄为度,切忌长期泻下,以免损伤脾胃;赤芍活血退黄之功较著,无论湿重于热或热重于湿,均宜应用,一般用量为 $15\sim30g$,黄疸深重可用至 $60g$。本证向愈期常经历脾虚湿滞、肝脾不和、肝脾两虚等阶段,可用香砂六君子汤、逍遥散、四物汤加减,而忌用苦寒清热药物。

2.肝胆湿热证

症舌脉:身目俱黄,色泽鲜明,右胁胀痛,纳呆呕恶,口苦,肢倦乏力,尿黄短赤。热重于湿者,兼身热烦躁,口渴欲饮,大便干燥,舌红,苔黄腻或黄糙,脉弦滑数;湿重于热者,兼发热不扬,肢倦困重,口黏口腻,大便溏滞,舌红,苔黄白腻滑,脉弦滑或弦滑略数。

病机分析:湿热外邪侵袭,或酗酒过度,湿热内生,熏蒸肝胆,使肝失敷和之性,胆液泛溢而现色泽鲜明之黄疸;湿热阻滞肝胆,气血运行不畅而致胁肋胀痛;湿热阻于中焦,脾胃运化失常,升降不利,发为纳呆呕恶,口苦腹胀;湿热阻碍下焦,膀胱气化不利而致尿黄、尿赤。热重于湿者,可伤津化燥致腑实不通,或热甚动血,迫血妄行而致发热烦躁,口渴欲饮,大便秘结,苔黄燥或黄腻少津,脉弦滑数;湿重于热者,易困脾碍运,困遏阳气,引起发热不扬、口中黏腻、大便溏滞等症。

治法:清肝利胆。热重于湿者,佐以清热解毒、凉血化瘀之品;湿重于热者,佐以芳香化浊、利胆解毒之剂。

方药运用：

（1）常用方

1）热重于湿者,选用龙胆泻肝汤合五味消毒饮加减。药用龙胆草、黄芩、栀子、茵陈、车前子、生大黄、金银花、野菊花、北柴胡、赤芍、生地黄、甘草。

本方以龙胆草大苦大寒之品为君药,大泻肝胆实火;以黄芩、山栀、茵陈清利三焦湿热为臣;佐以大黄、车前子引邪热下行,金银花、野菊花增强清热解毒之功,北柴胡、生地、赤芍疏肝养血并可凉血清瘀热;甘草缓和中气,调和诸药,防苦寒之性伤胃耗气,为使药。诸药合用,共奏清泻肝胆实火、湿热之功。利胆退黄之余,又可防血热妄行及阴血耗伤。

2）湿重于热者,可用甘露消毒丹加减。药用藿香、白豆蔻、清半夏、石菖蒲、薏苡仁、茵陈、木通、黄芩、连翘、赤芍、郁金。

本方以石菖蒲、藿香、白豆蔻、薏苡仁、清半夏芳香化浊,开泄气机,燥湿畅中,健脾利湿,同时配合茵陈、黄芩、连翘、木通清热利湿退黄,清理上中下三焦湿热同时可清热解毒,赤芍、郁金和营开郁,利胆退黄。方中芳香化浊、清热利湿解毒之品相配伍时,均佐以轻清宣透之品,宣上、畅中、导下以治中,使浊化湿利,热清毒解。本方为治湿热交阻,弥漫三焦,气机不利,清浊混淆,且湿热并重或湿重于热证之良方。

（2）加减：黄疸较重者,加虎杖、秦艽、金钱草;热重于湿见高热烦躁者,加生石膏、知母、芦根、青蒿等;湿重于热见脘痞纳呆者,加厚朴、苍术、砂仁;湿重呕逆者,加草豆蔻、佩兰;若为痰湿蒙蔽心包,症见神识昏蒙,时或谵语,苔腻滑者,宜改用菖蒲郁金汤加赤芍、茵陈、苏合香丸;若热入心包而见狂躁不安,神识昏蒙者,可加安宫牛黄丸、至宝丹;有出血倾向者,重用生地黄,并加生茜草、紫草、生槐花等。

（3）临证参考：肝胆湿热之热重于湿者,极易导致瘀热互结,腑气不通而耗伤阴液,治疗应在清热通腑、活血化瘀的同时,重视护阴,重用生地,并加入玄参、麦门冬等养阴之品;湿重于热者,湿遏阳气易致湿郁而热炽,必用赤芍、郁金活血解郁,以利湿邪清除。肝胆湿热期以清利肝胆为主,湿热基本清除则以健脾和胃佐以清疏为法,恢复期养肝健脾和胃为主,巩固疗效。

3.胆热瘀结证

症舌脉：目黄、身黄鲜明或呈黄绿色,右胁疼痛剧烈拒按,痛彻肩背,口苦呕逆,脘腹胀满,大便溏结不调、色灰白,小便短赤灼热,可兼有高热烦躁或寒热往来,呕逆胆汁,舌红或黯红,苔黄厚腻或黄糙,脉弦滑数。

病机分析：饮食失节或酒食所伤,脏腑失和,胆腑瘀热,或胆腑瘀热不散,久经煎熬结成砂石,均可致胆汁流泌受阻,泛溢发黄;胆热淤结,损及于肝,气血瘀阻而致右胁胀痛拒按,痛势甚剧,甚则痛彻肩背;胆热瘀阻而致肝胆气逆,出现口苦,呕逆胆汁;脾胃为瘀热所阻,运化升降失常可致脘腹胀满,大便秘结;瘀热内灼阳明或侵袭少阳而致高热烦躁或寒热往来;瘀热流注下焦而致小便短赤灼热;舌红、苔黄厚腻或黄糙、脉弦滑数等均为胆热淤结之象。

治法:清利肝胆,行瘀通滞。

方药运用:

(1)常用方:大柴胡汤加减。药用北柴胡、黄芩、赤芍、枳实、生大黄、金钱草、茵陈、海金沙、金银花、蒲公英。

方中北柴胡气轻清,微苦微寒,善疏少阳肝胆郁滞,黄芩苦寒味重,主清胸腹蕴热,二药合用为君,可疏肝利胆,清热除郁;赤芍味酸苦寒,凉血活血,散血分淤滞并清瘀热,枳实、生大黄泻阳明热结以利胆腑壅滞之邪通降,三药共为臣,散瘀清热,通利胆腑;茵陈、金钱草、海金沙清热利湿,排石退黄,金银花、蒲公英清热解毒开郁,共为佐药。诸药合用可谓肝胆同调,气血并治,疏解通下共用,而达肝胆湿热得清,淤滞得通之效。

(2)加减:大便干结,腹胀甚者,加芒硝、焦槟榔;高热烦躁者,加山栀、生石膏、知母;痛剧可加延胡索、川楝子;黄疸重者,茵陈蒿用90g(后下),赤芍用30g,并加虎杖、半边莲等;砂石阻塞较重者,金钱草加至60g,并加鸡内金、海浮石等;若胆热淤结演变成火毒炽盛,症见黄疸深重,高热寒战者,宜合用黄连解毒汤清热解毒,凉血泻火,清利肝胆。

(3)临证参考:本证用药,如清利湿热、活血化瘀、软坚散结之品,剂量宜重。当症情危重,中药难以奏效时,应及时转外科手术,切勿延误治疗。肝胆湿热淤结消除后,以调和脾胃兼疏肝利胆为法治疗,长期坚持可防止瘀热互结而复发。本证向愈期常有肝气郁结或肝经郁热证,可分别用逍遥散,丹栀逍遥散加减治之。

4.热毒炽盛证

症舌脉:身目黄色鲜明如金,急起并迅速加深,发热或高热烦躁,呕吐频作,脘腹胀满,大便秘结,小便短少黄赤;或兼精神萎靡,极度乏力,胁肋胀痛拒按,食欲不振或无食欲。舌质红绛,苔黄或黄厚而糙或焦黄起刺,脉弦数或洪数。

病机分析:热毒入侵,毒性猛烈,熏灼肝胆,肝体受伤,肝用失司,胆汁泛溢入血,浸淫肌肤而发为黄疸,且黄疸起病急骤并不断加深加重;热毒炽盛,灼津耗液,燔灼心营则见高热烦躁,口渴,小便短少;热毒结于阳明,腑气不通,胃失和降则大便秘结,腹胀,呕吐频作;热毒猛烈,损伤元气故精神萎靡,极度乏力;火热毒邪若进一步深入营血则可见动血耗血之症,或热毒燔灼肝经出现热盛动风之症;舌、脉亦属热毒炽盛之象。

治法:清热解毒,泄火退黄。

方药运用:

(1)常用方:清瘟败毒饮合茵陈蒿汤加减。药用黄连、黄芩、山栀子、生石膏、知母、生甘草、赤芍药、丹皮、连翘、茵陈、生大黄、生地黄。

清瘟败毒饮综合白虎汤、黄连解毒汤、犀角地黄汤三方加减而成,主治一切火热毒邪炽盛,气血两燔之证。本证选用黄连、黄芩、栀子大苦大寒之品,通泻三焦火热毒邪而为君;选用生石膏辛寒以清热解肌,配知母、生甘草取白虎汤意,清热保津,清气泄热而为臣;佐用生地、赤芍、丹皮、连翘以清热凉血、散瘀解毒,茵陈、大黄清热利湿,泻火通便以退黄,茵陈配栀子又可清利湿热于小便中。

(2)加减:高热不退宜加用水牛角;黄疸深重者,宜加用秦艽、苦参、白花蛇舌草、虎杖;气阴伤重者,可重用生地,并加西洋参、玄参;抽搐者,加用天麻、钩藤、全蝎、地龙;若出现昏迷者,宜鼻饲安宫牛黄丸,静脉滴注清开灵注射液 40~60mL,每日 2~3 次。

(3)临证参考:热毒炽盛属危重证,治疗当同时兼顾以下诸法:清阳明气分及阳明腑热;泻三焦实火热毒;凉血活血养阴。据正气受损性质及程度,大胆及时扶正,防生他变。其中栀子、连翘清热解毒,量可用至 30g,大黄用至 20g,茵陈、赤芍活血退黄用至 60g 以上,且每日用 2 剂,分 4 次服。恢复期兼阴虚者,宜兼养阴益气,以善其后。

此外,对气营两燔、一身尽黄之热毒炽盛者,在清营凉血、泻火解毒同时,尚须注意宣透,以防热毒内陷。有些医家善用千金犀角散加减。其中升麻善解疫毒且其气轻清而善透解郁热,常加用葛根助升麻清胃透热之力。

5.热毒内陷证

症舌脉:面、目、身黄如金,急起并迅速加重,发热不退或入暮高热,皮下斑疹、紫癜或衄血,牙龈出血,呕血,便血,神志恍惚或神昏谵语,躁动不安或狂乱,抽搐,尿少黄赤或尿闭。可见不思食或索食如狂,呕恶频作,腹胀如鼓,大便不通。舌质红绛,苔黄糙或少苔或苔秽浊,脉弦细数。

病机分析:疫热火毒,侵袭人体,内陷心肝,胆汁大量外溢而致黄疸并急速加深;气阴大量耗损,故高热口渴;正虚邪实,热毒内陷心包,上扰神明则神昏谵语,躁动狂乱;热毒内侵,伤及脾胃,故纳呆不食,或中虚求助于食;热毒闭阻膀胱,气化无权则尿闭;热毒入营血迫血妄行则皮下紫癜、衄血、呕血、便血、尿血;热毒损及肝肾,热盛动风则抽搐;舌、脉亦属热毒内陷之象。

治法:清营解毒,凉血止血。

方药运用:

(1)常用方:清营汤加减。药用水牛角、生地、麦冬、玄参、黄连、栀子、连翘、丹皮、赤芍、大黄、茵陈、金银花。

方中水牛角咸寒,代原方的犀角,能清解心营热毒,重用以为君;生地、麦冬、玄参甘咸寒相伍,养阴清热解营分毒,黄连、栀子、连翘苦寒清心解毒,共为臣药;丹皮、赤芍凉血散瘀止妄动之血,茵陈、大黄清泻火热湿毒以退黄,共为佐药;银花并连翘清热解毒,并透热毒于心营之外,所谓"透营转气",为使药。

(2)加减:腹胀如鼓,腑气不通者,加槟榔、芒硝;狂躁,抽搐严重者,加全蝎、地龙、天麻、钩藤;黄疸深重加半边莲、虎杖、白花蛇舌草;出血严重者,加槐花、地榆、茜草、三七;神昏谵语者,加安宫牛黄丸。

(3)临证参考:本证患者出现精神萎靡,极度乏力,应急进人参、西洋参补气防脱,而勿拘泥进补滞邪之说。若见脉细肢冷蜷卧,应大胆用附子、人参、干姜回阳固脱;若见肢厥,神识淡漠,汗出如油,蜷卧囊缩,为肾阳衰竭,病情凶险,须急用回阳救急汤加减以回阳救逆,固脱开窍,或加参附注射液静脉滴注。此外,还应密切观察出血、神志及动风的动态变化。

6.寒湿困脾证

症舌脉:身目俱黄色晦黯,畏寒喜暖,倦怠困重,脘痞腹胀,纳少便溏,或胁肋胀痛,小便不利或下肢浮肿,面色青黯,舌质淡或黯淡偏胖,苔白滑或白腻滑,脉沉细迟或濡细。

病机分析:寒湿侵袭或脾胃损伤而寒湿内生,阻滞中焦,阳气郁遏不宣,土壅木郁,则肝胆失疏,胆汁外溢发为黄疸;寒湿为阴邪,故身目发黄而色晦黯;寒湿困脾,运化失调,故脘闷腹胀,食欲减退,大便溏薄;阳气不足或阳气受遏,不能温煦肢体则畏寒肢冷;舌淡体胖,苔白滑或白腻滑,为阳虚湿浊不化之象,脉沉细迟或濡细为寒湿内阻之征。

治法:散寒化湿,温阳健脾。

方药运用:

(1)常用方:茵陈术附汤加味。药用炮附子、茵陈、桂枝、党参、生白术、干姜、炙甘草、茯苓、泽泻、川芎。

方中附子、茵陈并用为君,附子辛温热之品,茵陈辛苦寒,为除湿退黄佳品,二药合用互制其性,使温化寒湿而不过燥,利湿退黄而不伤阳;桂枝配附子温中散寒除湿,党参、生白术、干姜、炙甘草甘温健脾益气,共为臣药,助脾阳之温运,散寒湿之困遏;茯苓、泽泻淡渗利湿,川芎辛温散寒,活血行气,共为佐使。方中寒温并用,通补兼施,标本同治,务使寒湿散而黄退,中阳健运而邪无滋生之源。

(2)加减:腹冷痛便溏者,加吴茱萸、肉豆蔻;胁下痞块,兼见瘀阻者,加莪术、红花、炒土鳖虫;脘痞腹胀者,加厚朴、木香;若损及脾肾之阳,症见肢冷腹凉,下利清谷或五更泄泻,舌淡脉细者,加肉豆蔻、补骨脂、益智仁、吴茱萸,原方桂枝改为肉桂。

(3)临证参考:附子、干姜、桂枝之类温阳散寒之品为主药,必须酌情调整剂量。寒湿重者,适当加入补骨脂、仙灵脾、益智仁等温补肾阳之品,防止向脾肾阳虚转化。活血药物宜用偏于辛温之川芎、红花、当归尾等以利散寒除湿。本证向愈期,常有脾虚湿滞或肝脾两虚之证,以香砂六君子汤、四物汤加减,并佐温中健脾之品,防止寒湿再起。

7.阴虚湿阻证

症舌脉:面、目、身色皆呈灰黄,腰酸膝软,眩晕目涩,五心烦热,纳少肢困,脘痞腹胀,尿黄。可兼见胁肋隐痛,视物昏花,咽干耳鸣,口干口黏,大便干结或溏滞,舌质红或有裂纹,苔白腻或薄或厚,或花剥苔,脉细濡或沉滑。

病机分析:湿热停滞日久不散,不但损伤脾胃,且热邪可以伤阴,致肝肾阴虚不能濡养头目清窍,症见眩晕目涩、腰酸耳鸣、五心烦热、舌红等症;湿邪黏滞,其性属阴,困阻于脾,则症见黄色晦黯、纳少肢困、脘痞腹胀、苔腻等湿邪困脾之象。

治法:养阴利湿。

方药运用:

(1)常用方:六味地黄丸合二冬苓车汤加减。药用生地黄、山茱萸、天门冬、楮实子、茯苓、车前子、茵陈、丹皮、赤芍、郁金、太子参。

方中以生地、山茱萸、天门冬滋养肝肾之阴,用为君药;茯苓、车前子、茵陈利湿退黄,楮实子养阴利湿以助黄退,共用为臣药;太子参益气养阴而不过燥伤阴,丹皮、赤芍、郁金凉血、活血、利胆通络以退黄,共用为佐药。方中诸药养阴而不滋腻助湿,利湿而不过燥伤阴,且气阴双补,健脾以助利湿,凉血化瘀通络以助退黄,可谓切合病机,标本兼治之良方。

(2)加减:胁肋隐痛者,加白芍、川楝子;腰酸膝软重者,加川续断、杜仲;阴虚血热出血者,加生槐花、生茜草;大便滞而不畅者,加香附、枳壳;兼湿热者,宜加虎杖、白花蛇舌草、半枝莲;夹瘀者,加丹参、泽兰、王不留行等。

(3)临证参考:楮实子兼滋阴及利湿之功,最宜本证,用量宜大,一般为30~

50g。生地、天门冬养阴而不助湿,可用至30g以上。党参、白术、香橼皮、玫瑰花等健脾行气之品,可酌情加用,脾气健运则湿邪易除,水谷精气得以化生而真阴易复。治疗本证,养阴、利湿需权衡轻重,养阴而不助湿伤阳,祛湿而勿伤阴,辛温燥湿或苦寒利湿之品为本证忌用。本证恢复期以平补肝肾、滋养肝阴为主,本证用药宜平,缓缓图治。

8.肝脾血瘀证

症舌脉:身、目黄而晦黯,胁下有痞块,可兼见痞块胀痛或刺痛,脘腹作胀,面色黯滞或黧黑,皮肤赤丝红缕、朱砂掌或腹部青筋显露,舌质黯、紫黯或舌边瘀斑,脉细涩。

病机分析:酒食不节,情志不畅,肝气怫郁,脏腑失和,湿热疫毒滞留,皆可致气血运行受阻,淤滞两胁,肝胆不能疏泄,胆汁流泌受阻,泛溢发为黄疸;瘀阻两胁而致胁下痞块,胀痛或刺痛;气血运行受阻,肌肤失于濡养或久患损络而致肌肤甲错,面色晦黯,舌色黯紫,皮肤赤丝红缕。

治法:化瘀消癥。

方药运用:

(1)常用方:膈下逐瘀汤加减,送服鳖甲煎丸。前方药用桃仁、红花、川芎、赤芍、五灵脂、丹皮、制香附、枳壳、延胡索、生黄芪、茵陈蒿、泽泻。

方中用桃仁、红花、川芎、赤芍、丹皮、五灵脂活血化瘀,为君药;丹皮、赤芍兼可凉血,清瘀热;辅以香附、枳壳、延胡索行气舒肝,通络止痛,以气行则血行而助祛瘀之力;佐以茵陈、泽泻利湿退黄,生黄芪益气健脾,振生化之源,使气充血旺,气行淤滞得解。诸药合用,气血并治,标本兼顾,为治胁膈痞块,肝脾淤滞证之经典用方。

鳖甲煎丸软坚散结,破血攻瘀,疏通肝经络脉之淤滞。药用鳖甲、䗪虫、桃仁、鼠妇、蜣螂、蜂房、柴胡、厚朴、桂枝、干姜、半夏、葶苈子、阿胶、白芍、人参、紫葳、射干、黄芩、丹皮、瞿麦、石韦、大黄。方中鳖甲咸平,软坚以散结,滋阴潜阳,能消肝脾癥积而不伤阴,用以为君;辅以䗪虫、桃仁、鼠妇、蜣螂活血破血,下瘀消结,硝石攻坚散结,蜂房消肿泄热,与前药相配有活血化瘀,攻积消坚之功,共为臣药;用柴胡、厚朴疏肝理气以畅中,桂枝、干姜、半夏、葶苈子温化痰浊以散结,务使肝脾调和,脾运得健,则痰瘀无稽留之地,阿胶、白芍养血护肝,人参补气益中,共以为佐药;紫葳、射干、黄芩、丹皮凉血泄热以散结,瞿麦、石韦滑利小便,大黄通腑泻下,使邪热痰瘀从二便而去,共以为使药。

(2)加减:胁下痞块较硬,胀刺痛重者,加炮山甲、土鳖虫、三棱、莪术之类;有出血现象者,牙龈出血加三七粉、白茅根,呕血、便血加三七粉、白及、地榆、血余炭等;

若兼寒湿困脾,基本方中宜去桃仁、赤芍、丹皮,加附子、干姜、党参、白术等;若兼阴伤者,加生地、麦冬、女贞子等。

(3)临证参考:本证血瘀之中常兼正虚,治疗需佐补益之品,标本兼顾,缓缓图之。用活血化瘀之品,宜根据血瘀之因寒、因热、因湿、因痰、因气之不同,选择不同性味、功用的活血药物,同时予化湿、化痰、理气之药物。化瘀药物剂量宜据病情调整,以免破气动血。

(四)其他疗法

1.中成药

(1)龙胆泻肝丸:每服6~9g,每日2次。用于肝胆湿热型黄疸。

(2)安宫牛黄丸:口服或鼻饲,每次1/2~1丸,急救用时剂量视病情定酌。用于热毒炽盛型黄疸。

(3)复方灵芝冲剂:每次5g,每日2次。用于急性黄疸型肝炎等。

(4)清开灵注射液:20~40mL,加入10%葡萄糖注射液或0.9%氯化钠注射液250~500mL中静脉滴注,若热盛、热毒炽盛者,可加大剂量,且每日可静脉滴注数次。用于湿热、热毒型黄疸。

2.单验方

(1)鲜平地木、鲜车前子、红枣各适量,煎汁代茶,连服数日。用于湿热型黄疸。

(2)茵陈50g,绿豆500g(捣末),大蒜4头(去皮),水煎服。用于湿热黄疸。

(3)大黄30g,枳实5枚,栀子7枚,豆豉0.6L,水6L,煮取2L,分3次服。

(4)鸡骨草5~15g,瘦猪肉50g(淘米水洗去脂肪),煮水20min,顿服,每日1次。用于小儿黄疸。

3.食疗方

(1)茵陈金钱白面散:茵陈500g,金钱草400g,白面200g,白糖150g。前2味药共研细末,与白面、白糖拌匀,每服100g,做成熟食服之,连用至黄疸消退。

(2)栀子花根煨肉汤:栀子花根鲜品500g或干品250g,猪前腿夹心肉(去肥)500g,黄酒1匙。栀子花根和夹心肉切成小块,入砂锅加冷水,文火烧开,文火炖1~2h,喝汤100mL,每日2次,肉可佐餐食之。

(3)茵陈麦芽红枣汤:茵陈15g,大麦芽20g,红枣10个,白糖少许。前3味入锅炖半小时,加白糖调味,每日160~200mL,连服助黄疸消退。

4.外治法

(1)擦身法:用生姜250g,茵陈250g,同捣烂以布包之,时时周身擦之,助黄疸消退,小儿尤宜。

（2）熏洗法：地骨皮120g，生姜、茵陈各等量。地骨皮煎汤熏洗全身后，用生姜、茵陈各等分捣烂用布包好，揉擦全身，每日1～2次。用于黄疸型肝炎，助黄疸消退。

5.针灸疗法

（1）胆热淤结证，针阳陵泉、胆囊（阳陵泉下2寸，指压痛点）、胆俞穴，配穴为合谷、内关、足三里、绝骨穴；疼痛剧烈者，针胆囊穴，重刺激胆区（上腹最痛点），皮下埋针；呕吐剧烈者，针合谷、内关、足三里、阴陵泉、肝俞、胆俞穴，强刺激，留针20～30min。

（2）热毒炽盛证呕逆不止者，泻法针刺太冲、足三里、内关穴；高热者针刺大椎、合谷、曲池、少商穴（放血）；黄疸深重者，针足三里、至阳、胆俞、大椎、太冲穴，或阴陵泉、蠡沟、肝俞穴，交替使用，强刺激。

第二节　胁痛

胁痛是以一侧或两侧胁肋疼痛为主要表现的病证，是肝胆疾病中常见的症状，也是临床较为多见的一种自觉症状。常因气滞、血瘀、湿热及实火，或肝阴不足致肝络不畅，气血失养所致。西医学中的急慢性肝炎、肝硬化、肝寄生虫病、肝癌、急慢性胆囊炎、胆石症、胆道蛔虫症以及肋间神经痛等，以胁痛为主要症状时均可参照本病辨证论治。

一、病因病机

胁痛常因肝郁气滞、瘀血内阻、湿热蕴结及实火，或肝阴不足致肝络不畅，气血失养所致。病位在肝胆，且与肺脾肾有关。病证有虚有实，以实证多见。实证以气滞、血瘀、湿热为主，三者又以气滞为先。虚证多属阴血亏虚，肝失所养。并可虚实并见。

二、诊断与鉴别诊断

1.诊断依据

（1）一侧或两侧胁肋疼痛为主要临床表现。

（2）疼痛性质可为刺痛、胀痛、隐痛、闷痛、窜痛等。

（3）有反复发作的病史。

（4）血常规、肝功能、B超、CT、胆囊造影等有助于诊断。

2.鉴别要点

（1）胃脘痛：以上腹胃脘部近心窝处经常发生疼痛为主症。痛时可牵连胁背，尤其是肝气犯胃的胃脘痛,发作时常可攻痛连胁,但仍以胃脘部疼痛为主症。

(2)胸痹心痛:疼痛一般以前胸、心前区为主,呈刺痛或压榨样痛,多伴有胸部憋闷,常阵发性发作。

(3)悬饮:为饮停胸肋之病证,以饮停之一侧或两侧胸胁胀痛为主,疼痛一般持续不解,呼吸、咳唾、转侧时加重。

三、辨证论治

1.辨证要点

(1)辨外感内伤:外邪侵犯伴有寒热表证,且起病急骤,可伴有黄疸、恶心、呕吐。内伤不伴表证,起病缓而病程长。

(2)辨在气在血:气滞以胀痛为主,且游走不定,痛无定处,症状轻重与情绪相关;血瘀以刺痛为主,痛处固定不移,持续痛且拒按,入夜尤甚。

(3)辨属虚属实:一般病程短,来势急,疼痛剧烈而拒按,脉实有力者属实,见于气滞、血瘀、湿热;病程长,来势缓,疼痛隐隐而喜按,脉虚无力者属虚,见于肝血不足。临床多虚实互见。

2.分证论治

胁痛的基本治则是调理气血,疏通经络,恢复脏腑功能。

(1)肝气郁结

主症:胁肋胀痛,走窜不定,疼痛每因情志而变化,胸闷,嗳气,善太息;苔薄白,脉弦。

治法:疏肝解郁,理气止痛。

方药:柴胡疏肝散加减。药用北柴胡10g,陈皮9g,枳壳10g,制香附10g,川芎10g,延胡索10g,白芍15g,甘草6g。

(2)肝胆湿热

主症:胁痛口苦,胸闷纳呆,恶心呕吐,目赤或身黄,目黄,小便黄赤;苔黄腻,脉弦滑数。

治法:清利肝胆湿热。

方药:龙胆泻肝汤加减。药用龙胆草10g,栀子10g,黄芩20g,泽泻10g,木通10g,车前子10g,赤芍20g,延胡索10g,当归10g,生地黄15g,北柴胡10g。

(3)肝阴不足

主症:胁肋隐痛,悠悠不休,遇劳加重,口干咽燥,两目干涩,头晕目眩;舌红少苔,脉弦细而数。

治法:滋阴养血,柔肝止痛。

方药:一贯煎加减。药用生地黄 20g,枸杞子 15g,沙参 15g,麦冬 20g,当归 10g,川楝子 10g。

(4)瘀血停着

主症:胁肋刺痛,痛处固定而拒按,入夜尤甚,或面色晦黯;舌紫黯,脉沉弦。

治法:活血化瘀,通络止痛。

方药:血府逐瘀汤加减。药用桃仁 10g,红花 10g,当归 10g,生地黄 15g,川芎 10g,赤芍 20g,柴胡 10g,桔梗 6g,枳壳 10g,牛膝 10g。

3.针灸疗法

主穴至阳、肝俞、胆俞、丘墟、太冲、支沟等。肝郁者加行间、期门穴,湿热者加阳陵泉、合谷穴,瘀血者加膈俞、三阴交穴,阴虚者加血海、阴郄穴。阴虚者用补法,其余用泻法。每日 1 次,10 次为 1 个疗程。

四、预防

生活调摄上注意调养心神,减少不良的精神刺激和过度的情志活动,起居有常,调节劳逸,寒温适宜,饮食有节,适当进行体育锻炼,增强体质,慎避外邪。

第三节　鼓胀

鼓胀是指因各种肝病迁延不愈,肝、脾、肾功能受损,导致气滞、血瘀、水停于腹中所引起的以腹部胀大如鼓,皮色苍黄,脉络暴露,四肢不肿或微肿为主要特征的一种临床病证。"鼓"指腹大皮急,其状如鼓;"胀"指腹部胀满不适。本病在古医籍中有多种名称,如"单腹胀胀""水蛊""蛊胀""蜘蛛蛊""单腹蛊""臌膀"等,是中医"风、痨、臌、膈"四大证之一。

鼓胀为临床上的常见病。历代医家对该病的防治非常重视。《黄帝内经》最早记载了本病,《灵枢·水胀》说:"臌胀何如? 岐伯曰,腹胀,身皆大,大与肤胀等也,色苍黄,腹筋起,此其候也。"《素问·腹中论》记载其症状是"心腹满,且食则不能暮食……名为鼓胀。"

汉代张仲景《金匮要略·水气病脉证并治》虽未提鼓胀病名,但其所述之"肝水者,其腹大,不能自转侧,胁下腹痛……脾水者,其腹大,四肢苦重,津液不生,但苦少气,小便难;肾水者,其腹大,脐肿腰痛,不得溺,阴下湿如牛鼻上汗,其足逆冷,面反瘦",提示病变部位在肝、脾、肾三脏,均属水邪为患,具有腹大胀满或小便困难之症,与《黄帝内经》所述之鼓胀相当。晋代葛洪在《肘后备急方·治卒大腹水病方》中首次提出放腹水的适应证和具体方法:"若唯腹大,下之不去,便针脐下二寸,入数分,令水出,孔合,须腹减乃止。"

隋代巢元方的《诸病源候论·水病诸候》在病因上提出了本病发病由"水毒"可引起鼓胀病,并用"水蛊"名之,说明当时已认识到此病由水中之虫所致。金元时期《丹溪心法·鼓胀》认为本病病机是脾土受伤,运化失司,清浊相混,阻滞隧道,湿热相生而成。明代张介宾《景岳全书·气分诸胀论治》曰:"单腹胀者,为鼓胀。以外虽坚满而中空无物,其象如鼓,故名鼓胀。"从以上论述可知,古代医家对鼓胀的病名、症状、治疗法则等都有了一定的认识。

根据临床表现特点,鼓胀多属现代医学的肝硬化腹水,其中包括各种肝炎性、血吸虫性、营养性、酒精性、胆汁性、中毒性等肝硬化之腹水期。其他如腹腔内肿瘤、腹腔内晚期恶性肿瘤、慢性缩窄性心包炎、结核性腹膜炎等疾病,若出现鼓胀证候,均可参考本病辨证论治。

一、病因病机

中医学认为,鼓胀的发生,进展较缓,一旦形成,则病情较重,预后较差。

基本病因病机:鼓胀的病因,与外感六淫邪气、酒食不节,情志不遂,劳欲所伤及虫毒感染密切相关,但更甚者是由黄疸、积聚等疾病迁延不愈,使肝、脾、肾三脏功能失调,气、血、水等邪气沉积腹内,以致腹部逐渐胀大,终成鼓胀。从病位而言,鼓胀的病位主要在肝脾,久病及肾。病属本虚标实。

鼓胀形成的病因虽繁多,病位各异,在疾病过程中存在着邪正相争、虚实相兼、标本转换、寒热互存、阴阳交错等错综复杂的诸多矛盾,但究其基本病理变化总归肝、脾、肾受损,导致气滞、血瘀、水湿停聚腹中。病变的脏腑主要是肝脾,久病及肾。在鼓胀的病变发展过程中,肝、脾、肾三脏常互为影响,肝郁则乘脾,土壅而木郁,肝脾久病累及于肾,进而累及肾脏。一方面因肝肾同源,肝损日久,子盗母气,致肾阴耗损,肾水既亏,无以滋养肝木,则肝肾阴虚;另一方面,脾阳根源于肾阳,肾阳亏虚,无以温养脾土,使脾阳愈虚而成脾肾阳虚证;肾火虚衰,无力助脾阳以温化水湿,且开合失度,气化不利,致阳虚水泛,若阳损及阴,或湿热内盛,湿聚热郁,热耗阴津,则肝肾之阴益虚。肾阴既损,阳无以化,则水津失于疏布,阳虚水停,水停腹中。本病主要是由脾虚或肝病传脾,木贼土衰,运化失职,堤防不固,水湿不能泄利,渐致水邪泛滥而成,从而形成气、血、水三者相兼为患之病证。气血水之为病,各有侧重,其中以气虚为本,血瘀为标。

总之，鼓胀乃由外感六淫，酒食不节，情志不遂，劳欲过度，虫毒感染及他病迁延不愈导致肝脾肾功能失调，气滞、瘀血、水饮互结腹中而成。鼓胀虽病因繁多，其病位主要在肝、脾、肾。病机关键在于肝、脾、肾三脏功能失调，气滞、瘀血、水饮互结于腹中。故喻昌在《医门法律·胀病论》中概括说："胀病亦不外水裹、气结、血凝"。

二、临床表现及分型

（一）临床表现

鼓胀的临床症状繁多，但以腹部胀大为主要特征，病程较长。初起可见脘腹作胀，腹渐胀大，触之柔软，食后尤甚；继则腹部膨隆胀满，仰卧位时腹部胀满以两侧为甚，状如蛙腹，按之如囊裹水，病情甚者腹部膨隆坚满，皮光脐突，四肢反倒消瘦，皮色苍黄，腹部青筋暴露。危重阶段可见吐血、便血，神昏，痉厥等症。对于本病应当抓住以下几个特点。

（1）具有鼓胀的证候特征：以腹部胀大为主要特征，病甚者腹部膨隆坚满，皮光脐突，面色发黄，四肢消瘦，腹部青筋暴露，颈胸部可见赤丝血缕，手部出现朱砂掌。

（2）常伴有神疲乏力，胁腹疼痛，纳呆，尿少，有出血倾向。

（3）病程较长，起病多缓慢，常有黄疸、积聚的病史，酒食不节、虫毒感染等病因。

（4）临证可行腹部 B 超、X 线食管钡餐造影、肝纤维化指标、腹水检查，以及血清蛋白、凝血酶原时间等相关检查，有助于诊断。

（二）证候分型

张仲景将本病列为水气病，根据其病机及临床症状的不同分为肝水、脾水和肾水。《金匮要略·水气病脉证并治》曰："肝水者，其腹大，不能自转侧，胁下腹痛，时时津液微生，小便续通。""脾水者，其腹大，四肢苦重，津液不生，但苦少气，小便难。""肾水者，其腹大，脐肿腰痛，不得溺，阴下湿如牛鼻上汗，其足逆冷，面反瘦。"宋代杨士瀛将本病称为"胀病"，并根据病因分为"谷胀""气胀""水胀""血胀"。明代李梴首先提出将本病分为虚实两类，迄今为止仍被沿用。

三、辨证要点及治疗原则

（一）辨证要点

1.辨病起缓急

鼓胀虽然大多起病缓慢，病程较长，但在缓慢病变过程中还是有缓急之别。若鼓胀在半个月至1个月之内不断进展则为缓中之急,多属实证、阳证;若鼓胀迁延数月甚则数年,则为缓中之缓,多为虚证、阴证。

2.辨虚实的主次不同

鼓胀病属虚实夹杂、虚实并见之证,但虚实轻重在不同阶段各有偏重。一般来说,可从发病缓急、体质强弱、神色形态及临床特征等方面来区分。

鼓胀初起,外感邪气,体质较壮实,形色红黄,腹水壅盛,腹部皮肤青筋暴露明显,多以实证为主;鼓胀久延,外邪已去,形容憔悴,神疲气结,病势趋缓,见肝脾肾亏虚者,以虚证为主。

3.辨气结、血瘀、水湿的主次

鼓胀主要是由于气、血、水瘀积于腹中形成,但在病变发展的不同阶段,气结、血瘀、水停的主次有所区别,若见腹部膨隆胀满,按压腹部,按之则陷,随手而起,如按气囊等表现,多以气结为主;腹胀大,伴有积块疼痛,腹壁青筋暴露显著,面、颈、胸部可见红丝赤缕者,则以血瘀为主;腹部胀大明显,形如蛙腹,按之如囊裹水,或腹部坚满,腹皮绷紧,叩之浊音者,多以水停为主。以气结为主者,称为"气鼓";以血瘀为主者,则称为"血鼓";以水停为主者,称为"水鼓"。

(二)治疗原则

鼓胀的主要病机特点为本虚标实、虚实并见,故治疗上宜谨守病机,以攻补兼施为基本原则。实证为主则重以祛邪治标,结合具体病情,合理选用行气、化瘀、健脾利水之品,若腹水严重,也可酌情使用攻逐,同时辅以补虚;虚证为主则侧重扶正兼以攻邪,根据证候具体之不同,分别行以健脾温肾、滋补肝肾等法,同时兼顾祛邪。

四、辨证论治

鼓胀是由于各种病因作用于人体,使肝脾肾功能受到影响,导致功能失调所引起的。而肝脾肾功能的失调,既可以表现为肝脾肾功能失常,导致气结、血瘀、水湿停滞,成为鼓胀标实的一方面;又可以表现为肝脾肾功能减弱,引起阴阳气血亏损,形成鼓胀本虚的另一面。因鼓胀是本虚标实,虚实并见,但又有所侧重,故临证治疗上,应根据其虚实轻重的不同,分为虚证及实证两大类。

(一)实证

1.气滞湿阻

主症:腹大胀满,按之不坚,胁下痞胀或疼痛,饮食减少,食后胀甚,嗳气后稍减,小便减少,舌苔白腻,脉弦。

治法:疏肝理气,健脾祛湿。

方药:柴胡疏肝散合胃苓汤加减。

方中柴胡、枳壳、川芎、香附、赤芍疏肝行气解郁;白术、茯苓、猪苓健脾利水;桂枝辛温通阳化气,助膀胱之气化功能而增强利水功效;苍术、厚朴、陈皮健脾除湿。若见苔黄微腻,伴口干、口苦,脉弦数,此为气郁化火,可酌加牡丹皮、山栀子;若胁下刺痛不移,面青唇紫,脉弦涩,则为气滞血瘀,可加延胡索、丹参、莪术;若见头晕失眠,心烦,舌质红,脉弦细数者,此为伴有肝阴亏虚,可加制何首乌、枸杞子、女贞子等。

2.寒湿困脾

主症:腹大胀满,按之如囊裹水,胸胁胀闷,得热则舒,头身困重,畏寒,面浮或下肢微肿,小便短少,大便溏薄,舌苔白腻水滑,脉弦迟或濡缓。

治法:温中健脾,化湿利水。

方药:实脾饮加减。

方中以附子、干姜、温中健脾散寒;木瓜、槟榔、茯苓行气利水;厚朴、木香、草果健脾理气燥湿;白术、甘草、生姜、大枣调和胃气。水肿重者,可酌加桂枝、猪苓、泽泻以加强化湿;若脘胁胀痛者,可加青皮、香附、延胡索、丹参以行气消胀;气虚少气者,加黄芪、党参加强补气功效。

3.湿热蕴结

主症:腹大坚满,疼痛拒按,脘腹绷急,外坚内胀,心中烦热,口苦口干,渴不欲饮,小便赤涩,大便或秘结或溏垢不爽,舌边尖红,舌苔黄腻或灰黑而润,脉弦数。

治法:清热利湿,攻下逐水。

方药:中满分消丸合茵陈蒿汤加减。

中满分消丸中黄芩、黄连、知母清热除湿;茯苓、猪苓、泽泻淡渗利湿;厚朴、枳壳、半夏、陈皮、砂仁行气燥湿;姜黄活血化瘀;干姜配黄芩、黄连、半夏同用,起到辛开苦降、除中满、祛湿热之效;稍佐以人参、白术、甘草健脾益气补虚,使水去热清而又不伤正。茵陈蒿汤中,茵陈为清热利湿要药,栀子利三焦湿热,大黄苦泄,可降肠中瘀热。

4.肝脾血瘀

主症:腹大坚满,按之不陷而硬,腹壁青筋暴露,胁腹攻痛拒按,面色晦黯,头颈胸部可见红点赤缕,唇色紫黯,大便色黑,肌肤甲错,口欲饮水却不欲下咽,舌质紫黯,或边有瘀斑,脉细涩。

治法:活血化瘀,行气利水。

方药:调营饮加减。

方中使用川芎、当归、赤芍活血化瘀，莪术、延胡索、大黄行气破血；瞿麦、槟榔、葶苈子、赤茯苓、桑白皮、大腹皮、陈皮行气利水；官桂、细辛温经通阳；甘草调和诸药。大便色黑可加三七、侧柏叶；瘀痰互结者，可加白芥子、半夏等加强化痰。

（二）虚证

1.脾肾阳虚

主症：腹大胀满，状如蛙腹，入暮加重，撑胀不甚，神疲畏寒，面色苍黄，脘闷纳呆，大便溏薄，尿少腿肿，舌淡胖边有齿印，舌苔白厚腻水滑，脉沉弱。

治法：温补脾肾，化气行水。

方药：附子理中丸或济生肾气丸合五苓散加减。

偏于脾阳虚的可用附子理中丸合五苓散加减；偏于肾阳虚者则用济生肾气丸合五苓散加减。附子理中丸方使用附子、干姜温阳散寒，党参、白术、甘草益气健脾除湿。五苓散中猪苓、茯苓、泽泻淡渗利水；白术健脾燥湿；桂枝通阳化气。济生肾气丸中附子、肉桂可温补肾阳，化气行水；熟地黄、山茱萸、山药、牛膝则滋肾填精；茯苓、泽泻、车前子以利水消肿；牡丹皮活血祛瘀。

若食少腹胀，食后尤甚者，可酌加黄芪、山药、白扁豆以加强健脾之力；如畏寒神疲，面色青灰，脉细弱无力者，则可酌加淫羊藿、巴戟天、仙茅温补肾阳。

2.肝肾阴虚

主症：腹大坚满，甚则腹壁青筋暴露，形体反见消瘦，面色黧黑，口燥咽干，心烦不寐，齿、鼻偶见出血，小便短少，舌质红绛少津，脉弦细数。

治法：滋补肝肾，凉血化瘀。

方药：六味地黄丸或一贯煎合膈下逐瘀汤加减。

六味地黄丸中的熟地黄、山茱萸、山药滋补肝肾，茯苓、泽泻、牡丹皮淡渗利湿。一贯煎中生地黄、沙参、麦冬、枸杞子滋补肝肾，当归、川楝子疏肝养血活血。膈下逐瘀汤中五灵脂、赤芍、桃仁、红花、牡丹皮活血化瘀，川芎、乌药、延胡索、香附、枳壳行气活血通络，甘草调和诸药。偏肾阴虚者以六味地黄丸为主，合用膈下逐瘀汤加减；偏肝阴虚者则以一贯煎为主，合用膈下逐瘀汤加减。若阴伤口干者，可加石斛、天花粉、芦根、知母以加强养阴之力；若午后发热，可酌加银柴胡、鳖甲、地骨皮、白薇、青蒿滋阴清热；如齿、鼻出血加山栀子、芦根、藕节炭清热凉血止血；若兼见面赤颧红者，可加龟甲、鳖甲、牡蛎等清热滋阴。

（三）变证

1.鼓胀出血

主症：轻者仅见齿、鼻出血，重者则病势突变，脘腹胀满不适，吐血鲜红或大便油黑,舌红苔黄,脉弦数。

治法:清胃泻火,化瘀止血。

方药:泻心汤合十灰散。

泻心汤中大黄、黄连、黄芩清胃泻火;十灰散凉血化瘀止血。可酌加三七化瘀止血;若出血过多,气随血脱,见汗出肢冷,应急用独参汤以便扶正救脱。还应使用中西医结合方法抢救治疗。

2.鼓胀神昏

主症:神志昏迷,高热烦躁,怒目狂叫,撮空理线,或手足抽搐,口臭明显,尿短赤,大便秘结,舌红苔黄,脉弦数。

治法:清心开窍。

方药:安宫牛黄丸、紫雪丹、至宝丹。

以上方皆为清心开窍之剂,均适用于上述高热、神昏、抽风诸症,然也各有侧重。若热势尤盛,邪热内陷心包,则选用安宫牛黄丸;如痰热内闭,昏迷较深,应选用至宝丹;而抽搐痉厥较甚,必选用紫雪丹。若症见神情呆滞,口中秽气,舌质淡苔浊腻,脉弦细,治以化浊开窍为主,选用苏合香丸等。若病情进一步恶化,症见昏睡不醒,汗出肢冷,双手撮空,不时抖动,脉微欲绝,此乃气阴耗竭、元气将绝之脱证,可依据病情急用生脉注射液静滴,以敛阴固脱。并应以中西医结合积极抢救。

五、针灸疗法

(一)脐火疗法

方药:黄芪、党参、白术、丹参、肉桂、薏苡仁、水蛭。

操作:将黄芪、党参、白术、丹参、肉桂、薏苡仁、水蛭等加工为细粉,应用前加水调和成直径 5cm、厚约 1cm 圆形药饼。在 20℃左右的室温下,患者取仰卧位,暴露腹部,用 75％乙醇棉棒消毒局部皮肤后,先将药饼置于脐部,再将药筒(由草纸和蜡组成,中间空心,高 7cm、直径 2.5cm)置于药饼之上,正对脐中心,在上端点燃,以患者感到温热舒适、无灼痛为度。自然燃烧,燃尽后换第二根,每次 10 根,治疗时间 30～45min。每日 1 次,1 个月为 1 疗程,共治疗 1 个疗程。

主治:阳虚型鼓胀。

(二)穴位敷贴

方药:木香 6g,沉香 3g,小茴香 6g,吴茱萸 6g,甘遂 3g,牵牛子 6g,三棱 10g,刘寄奴 10g。

操作方法:上药共研细末,每次 3g,用葱白捣泥调为糊状,制成贴膏。将配好的贴脐膏放在神阙穴(脐)中,用一次性圆形透明胶敷贴在神阙穴上固定药膏。每贴敷贴8～12h,每日1次。以7日为1疗程。

主治:鼓胀。

(三)艾灸治疗

取穴:神阙。

操作:用单孔艾灸盒透过贴脐膏艾灸神阙穴10～20min,注意不要烫伤患者。

主治:积聚型腹胀。

六、简易疗法

(一)单方

1.牵牛子粉

每次1.3～3g冲服,每日2次。

2.甘遂

研粉,吞服,每次0.5～1g,每日2次。

(二)验方

(1)车前子、大蒜、田螺各等分,熬膏,敷贴脐中。

(2)水苋菜50g,石菖蒲15g,水煎服。

(3)马鞭草、六月雪、半边莲各30g,水煎服。

(三)食宜

(1)饮食宜清淡,低盐饮食,忌辛辣、质硬食物。

(2)鲤鱼300g,赤小豆50g,水共煮,食鱼喝汤。

(四)调护

(1)调畅情志,保持心情愉悦。

(2)注意休息,按时规律作息,避免劳累。

(3)饮食有度,忌暴饮暴食。

(4)若有黄疸、积聚等疾病应及时治疗。

第四节 腹水

由于各种原因引起腹腔内水液积聚,称为腹水。腹水的临床诊断主要根据腹部叩诊法。小量腹水只能在肘膝位叩诊部有浊音而确定之;中等量腹水则出现显著的移动性浊音;大量腹水时两侧胁腹膨出如蛙腹,检查者将左手掌置于患者右侧腹壁,以右侧手指叩击左侧腹壁,左手掌便可感觉到一种波动感。

一、疾病诊断

腹水必须与其他原因所致的腹部膨胀相区别,如巨大卵巢囊肿、大网膜囊肿、胰腺囊肿、巨大肾积水,肥胖及肠胀气等。一旦确定有腹水,需进一步查找腹水原因。临床常见的腹水由肝病、心血管病、腹膜病、肾病、营养障碍性疾病、卵巢肿瘤、结缔组织疾病等引起。

1.肝硬化

血吸虫、肝炎、酒精中毒、营养不良、心脏病等,引起肝细胞广泛破坏、变性,纤维组织增生,以致肝的结构和功能紊乱。在腹水出现之前,常有食欲减退、乏力、腹胀、腹泻、体重减轻、面容消瘦、黝黑、蜘蛛痣、肝掌、黄疸及肝脾肿大等。进一步发展,出现腹水,腹部胀大,腹壁青筋暴露,鼻衄或齿衄。肝功能异常,血浆白蛋白明显降低。血小板计数下降,B超可协助诊断。

2.重症病毒性肝炎

青壮年重症病毒性肝炎有时可并发腹水,男性多于女性,腹水一般发生于黄疸加重后。患者具备急性病毒性肝炎的症状和体征,实验室检查肝功能异常。

3.肝癌

腹水生长迅速,进行性加重,有的为血性,细胞学检查可发现癌细胞。患者同时表现进行性食欲减退,消瘦,乏力,肝区或上腹部疼痛,腹胀,进行性肝肿大,但当腹水量多时肝脏不易扪及,可放腹水后再行触诊,往往触及肝脏有结节状硬实的肿块。

4.渗出性结核性腹膜炎

腹部膨隆,脐突起,叩诊有移动性浊音,全腹可有压痛。此病多发于儿童和青少年,伴发热、倦怠、食欲不振、消瘦、腹胀、腹泻等中毒性与胃肠症状。腹水为渗出液。血液检查红细胞沉降率增快。抗结核治疗效果较佳。

5.腹膜转移癌与腹膜间皮瘤

腹水迅速生长,多为血性,腹水检查可发现癌细胞。腹部可触及肿块,质硬,患者明显消瘦,迅速出现恶病质。腹膜转移癌可有原发癌的局部症状。腹膜间皮瘤可进行剖腹探查并行病理活检。

6.其他恶性肿瘤

胃癌、肠癌、胰腺癌、卵巢癌、子宫癌及恶性淋巴瘤等均可导致腹水。腹水常为血性,多数可找到癌细胞。体检腹部可摸到肿块。X线胃肠钡餐透视、B超检查可帮助诊断。

腹水伴有全身水肿者,常发生于心、肾疾病和营养障碍等。

二、辨证治疗

腹水一病,中医有臌胀、单腹胀、肝水、石水、血蛊等不同名称。临证时要辨虚实,辨气结、血瘀、水裹的主次。

1.气滞湿阻

腹大胀满而不坚,或伴胁下疼痛,纳食减少,食后作胀,嗳气,小便短少,大便不爽,每生气而病情加重。脉弦,苔白腻。治则:理气解郁,祛湿除满。药用柴胡疏肝汤合胃苓汤:柴胡、猪苓、白术、泽泻,川芎、赤芍、枳壳、香附各12g,陈皮、苍术、厚朴各10g,茯苓15g,甘草、桂枝各6g。水煎服。

2.寒湿困脾

腹大胀满,按之如囊裹水,胸腹胀满,得热稍舒,或伴下肢水肿,怯寒,精神萎靡,小便短少,大便溏薄,苔白腻,脉濡缓或弦迟。治则:温中健脾,行气利水。药用实脾饮为主方:厚朴、附子、白术各12g,大腹皮15g,茯苓20g,木香、草果、木瓜、干姜、生姜各10g,甘草6g,水煎服。可加车前子(包)30g,玉米须20g。气虚重者,可加党参、黄芪各15g。

3.湿热蕴结

腹大坚满,按之疼痛,烦热口苦,或伴黄疸,口干不欲饮,小便赤涩,大便秘结或溏垢,苔黄厚腻或灰黑,脉弦数。治则:清热利湿,泻下逐水。药用中满分消丸合茵陈蒿汤:厚朴、陈皮、人参(先煎)、干姜、姜黄、枳实、黄芩、黄连各10g,知母、白术各12g,茯苓15g,泽泻15g,半夏、砂仁、甘草各6g。茵陈15g,大黄、栀子各10g。水煎服。

4.血瘀湿阻

腹大坚满,脉络怒张,胁腹疼痛,面色黧黑,有蜘蛛痣或肝掌,口唇紫黑,口渴不欲饮,或大便色黑,舌质紫黯,脉细涩。治则:活血利水。药用当归芍药散加味:当归12g,白术、川芎各12g,泽泻、赤芍各15g,茯苓20g。加红花、桃仁各10g,莪术、大腹皮、瞿麦各15g,车前子(包)30g。水煎服。

5.脾虚湿阻

腹水,腹部胀满,肠鸣便溏,面色萎黄,神疲乏力,四肢酸软,少气懒言,纳差,舌苔薄腻,舌质淡胖,脉沉弱。治则:健脾益气,化湿利水。药用四君子汤合五皮饮:党参、茯苓皮、茯苓各30g,甘草6g,白术、桑白皮各12g,大腹皮、陈皮、生姜皮各10g。水煎服。

6.脾肾阳虚

腹大胀满,晨轻暮重,胃脘痞闷,纳呆,神疲乏力,畏寒肢冷,肢体水肿,小便短少,面色萎黄或㿠白,舌质淡胖,苔白滑,脉沉细或弦而无力。治则:温肾健脾,化气行水。药用理中汤合济生肾气丸:党参 30g,白术 12g,干姜 10g,甘草 6g,熟地、丹皮、附子、牛膝、山药各 12g,肉桂、山萸肉各 10g,泽泻、茯苓各 15g,车前子(包)30g。水煎服。

7.阴虚湿阻

腹大坚满,或见青筋暴露,形体消瘦,面色晦滞,唇紫,口干舌燥,心烦失眠,五心烦热,时有鼻衄或齿衄,小便短赤,舌质红绛少津,脉弦细数。治则:滋阴清热,利尿除湿,活血化瘀。药用六味地黄汤合膈下逐瘀汤:茯苓 30g,生地、山药、香附、丹皮、泽泻、当归、川芎、赤芍各 12g,山萸肉、桃仁、红花、乌药、元胡、枳壳各 10g,五灵脂、甘草各 6g。水煎服。阴虚重者,可加沙参、麦冬各 12g。

治腹水单验方:①牵牛子粉,每次吞服 1.5～3g,每日 1～2 次。②禹功散:牵牛子 120g,小茴香 30g,共研细末,每次吞服 1.5～3g,每日 1～2 次。③甘遂末:装入胶囊,每次吞服 0.5g,每日 1～2 次。④鲜赤商陆根,杵烂贴脐上,用胶布固定。⑤鲤鱼赤豆汤:鲜鲤鱼 1 条(500g 左右),赤小豆 250g。将鱼剥去鳞杂,先煮赤小豆,开锅后再入鱼煮熟,吃鱼喝汤。

在用药物治疗的同时,还需注意精神和生活上的调摄,减盐味,断妄想,戒愤怒。

第五节　肝癌

一、定义

肝癌是以上腹部或右上腹部疼痛、胀满或肿块为特征,伴食欲减退,恶心呕吐,消瘦乏力,甚至黄疸、鼓胀、发热、出血等表现的一种疾病。多由于感受湿热毒邪迁延留滞,七情郁结,饮食内伤等所致肝脾失和,气血痰毒淤结脉络,日久渐聚积成块停于胁腹而成。

二、病因病机

(一)病因

1.外邪侵袭

湿热、湿毒之邪侵袭人体,正虚不能逐邪外出,湿热毒邪迁延留滞,气血运行受阻,湿毒淤结成积,停于胁腹。

2.情志内伤

长期抑郁恼怒致肝气郁结,气机不畅,一则出现气滞血瘀,二则可因肝郁乘脾,脾虚痰湿内生,而出现痰瘀互结,日久渐积成块,停于胁下。

3.饮食不节

长期饮食不节,或酗酒成性,或经常食用霉烂腐败之食物等损伤脾胃,脾胃虚弱,运化水谷、升清降浊不能,湿浊内停,土壅木郁,肝脾失和,湿郁中焦,日久化热,湿热蕴毒,湿毒淤结胁下可成肝积之患。

4.脏腑虚弱

脏腑虚损,阴阳失和,肝脾失调,气血淤滞而为癥积;或兼外邪侵袭,饮食劳倦,情志所伤,则湿浊瘀血留着中焦,邪滞血瘀而成癥块。

(二)病机

1.发病

本病起病隐匿,早期临床表现多不明显。一旦发病,往往以右胁疼痛为首发症状。

2.病位

位在肝脾,与胆胃有关,亦可及肾。

3.病性

本病性质为本虚标实。本虚以脾胃虚弱,肝肾阴血亏虚为主;标实以湿浊瘀毒蕴结之癥瘕为主。

4.病势

本病虽发病多缓慢、隐匿,然而一旦发病则病情发展迅速,病机转化急剧。总的趋势是初期以气郁脾虚湿阻为主,进一步可致湿浊、湿热毒瘀互结,耗伤阴血,终至正衰邪实,病变弥散,全身衰竭。

5.病机转化

本病在形成初期,湿浊毒瘀聚而未成积块时,患者多无不适主诉,待临床发病之时,积聚已停胁下,并将渐成顽坚之积证。因此,本虚标实、因虚致病、因邪致实为本病总的病机,在发病早期,正气虚衰之象尚不严重,此期多以脾虚肝郁气滞为主要病机,可兼有湿浊中阻,湿热内蕴或瘀血内停;随着癥积日益增大,毒热瘀血互结,耗伤气阴,脏腑功能进一步受损,虚象逐渐加重。同时湿毒瘀胶结之热更甚,胁下癥块坚硬如石,定而不移,疼痛加重;湿毒瘀阻肝胆,胆汁外溢发为黄疸;湿热毒邪耗伤阴血,肝肾阴亏,火热灼伤血络,迫血妄行而出现动血诸证。晚期则形成正虚邪实的恶性循环。

三、诊断与鉴别诊断

(一)诊断依据

(1)具有较长时间的食欲减退、消瘦乏力、胁痛病史,或黄疸、鼓胀病史。

(2)以右胁或上腹部疼痛、胀满,胁下癥块渐进性增大、质硬拒按、纳呆恶心乏力,形体消瘦为主症。

(3)腹部 B 超,CT 扫描或 MRI,肝穿刺,血液生化检查如红细胞沉降率、血清碱性磷酸酶、γ-谷氨酰转肽酶等,均有助于明确诊断。

(二)鉴别诊断

1.黄疸

黄疸主要以目黄、身黄、小便黄为主,主要发病机制为湿热熏蒸,起病有急缓,病程长短不一,黄疸有明黯之不同。肝癌以上腹部进行性增大,右胁下有质地坚硬之肿块,且疼痛胀满,形体逐渐消瘦为特征,本病晚期可出现黄疸,主要因湿热瘀毒所致。

2.胁痛

胁痛是以一侧或两侧胁肋部疼痛为主要表现,主因肝郁气滞或气滞血瘀所致。肝癌虽亦有胁痛,但以右胁为主,且有坚硬、增大之肿块,形体明显消瘦,病证危重,主要因湿热毒瘀内结成积所致。

3.鼓胀

鼓胀虽为顽症,经适当治疗,病情常可缓解,相对稳定,肝癌晚期患者虽亦见腹胀大、皮色苍黄等症状,但患者腹部肿块坚硬,表面凹凸不平,且患者形体明显消瘦,与鼓胀有别,同时患者病情进展恶化迅速亦为鉴别要点。

四、辨证论治

(一)辨证要点

1.抓主证,详分辨

本病以胁痛、胁下癥块、黄疸、鼓胀、消瘦为中心证候。本病胁痛以右胁痛常见,多呈间歇性或持续性钝痛,且伴有胁下癥块,日渐增大,按之疼痛,坚硬不平。在此基础上晚期可出现黄疸、鼓胀,消瘦常呈进行性加剧。

2.辨病性

肝癌病位在肝,与脾胃肾有密切关系。临床若症见以胁肋胀痛,纳少脘胀,心烦太息,脉弦为主者,属肝郁气滞;若伴有纳呆食少,大便溏泄,疲倦乏力,消瘦明显者,属肝郁脾虚;若以脘腹作胀,食少便溏,神疲乏力为主,或伴肢肿、腹水,苔白腻者,则属脾虚湿困;若兼有低热起伏,溲赤,苔黄腻者,属脾虚湿热;若以胁肋胀痛或灼痛,胁下肿块,口苦,身黄目黄,小便黄赤,苔黄腻为主者,为湿热蕴毒淤滞肝胆所致;若以胁下癥块,按之坚硬,疼痛日剧,固定不移及舌质紫黯或有瘀斑为主者,则属血瘀毒结于肝络;若以癥块膨隆,疼痛难忍,身目俱黄,腹大如鼓,口干舌燥,头晕目眩,两目干涩,舌质红绛发紫,苔薄黄而干,脉弦细数为主者,则属瘀热毒邪耗伤阴血,肝肾阴亏。

(二)治疗原则

肝郁脾虚、湿热瘀毒为肝癌发病机制的核心,故疏肝健脾,祛湿化瘀,清热解毒为其治疗大法。热毒伤及肝肾之阴时,又当以祛邪滋阴为要。

(三)分证论治

1.肝郁脾虚证

症舌脉:上腹或右上腹部癥块,胀满疼痛,压之痛甚或不明显,胸闷叹息,纳呆食少,大便溏泄,疲倦乏力,面色萎黄或苍白或晦黯,形体消瘦,精神萎靡,舌红或淡红,苔薄白或薄黄腻,脉细弦。

病机分析:情志内伤,肝郁乘脾,或兼饮食所伤致脾胃气虚,运化失健,饮食水谷不能化生气血精微而变生痰浊内停,肝郁气滞日久血行不畅,血瘀兼痰湿阻于络脉,日久渐积成块停于胁下;肝郁气滞,脾胃气机升降失畅,故可见胸闷叹息,脘腹胀满疼痛;脾胃气弱,运化受纳乏力,清阳不得上升荣养清窍,不得四布施于四肢,故见精神萎靡,面色不华,疲倦乏力;清阳不升浊阴不降,受纳腐熟失常,故见纳呆食少,大便溏泄;舌脉均为肝郁脾虚之征象。

治法:疏肝健脾,理气祛瘀。

方药运用:

(1)常用方:逍遥散合六君子汤加减。药用柴胡、香附、党参、白术、白芍、茯苓、郁金、丹参、莪术、鸡内金、焦山楂、八月札。

本证为肝癌早期常见之脾虚肝郁证。方中以柴胡、香附疏肝郁,理气滞,以党参、白术益气健脾和中祛湿,共用为君药,木郁土虚并治;以郁金疏理肝胆淤滞,和血止痛,并可清利肝胆之湿热,白芍柔肝体助肝用,和血止痛,茯苓健脾祛湿助运畅中,三药共用为臣,助君药调理肝脾;佐以鸡内金、焦山楂消积化滞,助脾胃运化同时又兼化瘀软坚之功,丹参活血化瘀,养血和血,莪术专入肝脾经,功擅破血祛瘀,消积止痛,八月札理气散结,化瘀止痛。诸药相伍有气血两调、肝脾同治、标本兼顾之效,务使邪去而正不受损,肝郁疏解,血脉调和,脾胃健运而痰湿不生。

(2)加减：胁痛甚者,加延胡索、三七粉、制乳香、制没药;腹胀重者,加枳实、大腹皮;口黏舌苔白腻者,加生炒薏苡仁;脾虚甚者,加人参;便溏甚者,加肉豆蔻、草果;身热、口苦、苔转黄腻者,去党参,加黄连、半枝莲、茵陈等。此外,还可加入白花蛇舌草、龙葵等药。

(3)临证参考：肝癌起病初期往往以肝郁脾虚,脾虚气滞证为多见。肝脾失和为肝癌发病机制之关键,以疏肝健脾或健脾理气为大法,兼以消导、清利、燥湿等,有"消其已聚,散其未集"之功。

2.湿热蕴毒证

症舌脉：胁下癥块质硬,胁胀灼痛,或腹胀膨隆,或身黄、目黄,或有发热,恶心纳少,便干溲赤,面色黯黑,形体消瘦,精神疲软,舌质红,边有瘀斑,苔黄腻,脉弦滑或弦涩。

病机分析：感受湿热、湿毒之邪,或脾胃湿浊郁而化热,湿热内蕴成毒,或肝郁脾虚,湿遏热郁,湿热蕴积成毒,湿毒瘀阻胁下络脉,渐积成块;气血循行不畅而致胁下癥块质硬,按之痛,胁胀灼痛;湿热毒邪熏灼肝胆,胁部灼痛;胆汁外溢则身目俱黄;湿热阻滞,中焦气机不畅、胃失和降,故见恶心纳少,脘痞腹胀;热毒邪盛,灼伤津液则可见身热、口苦口干、便结;湿热下注膀胱而见溲赤;舌质红边有瘀斑,苔黄腻,脉弦滑或弦涩,为湿热蕴毒,淤滞肝胆之征。

治法：清热利湿,解毒祛瘀。

方药运用：

(1)常用方：茵陈蒿汤加减。药用茵陈蒿、栀子、大黄、半枝莲、赤芍、丹皮、赤小豆、泽泻、茯苓、猪苓、莪术、白英、白花蛇舌草。

本证为肝脾淤滞,湿热瘀毒互结所致。方中用苦泄下降,专入肝胆经之茵陈蒿,清热除湿退热并调理肝胆淤滞,重用为君;以苦寒之栀子,泻火解毒,清热利湿,及苦寒通降之大黄,通泄瘀热,二药共用为臣,前后分消湿热之邪;以半枝莲、白花蛇舌草、白英清热解毒利湿,泽泻、猪苓利水渗湿健脾,赤小豆利湿消瘀,以莪术化瘀消积,健脾理气,赤芍、丹皮凉血散瘀,配合栀子、大黄共解淤滞于血分之热毒,共为佐使药。诸药相伍,效专力宏,急则治标,功专清除淤滞之湿热毒邪,于清利消散之中,务求湿热瘀毒互结之势得解。

(2)加减：若胁肋胀痛甚者,可加柴胡、郁金、三棱、桃仁;刺痛甚者,加制乳香、制没药、延胡索;若兼见便黑如酱者,可加仙鹤草、地榆、黄明胶等;肿块坚硬者,可合用大黄蛰虫丸;舌红少津者,可加生地、天冬、麦冬等;纳差者,加焦山楂、鸡内金;若兼见大便时结时溏,苔白厚者,为湿热淤滞兼有脾虚,可减大黄、丹皮用量,加生熟薏苡仁、生黄芪、白术等药；若鼓胀，二便不利，腹胀难忍者，可加商陆、车前子、牡蛎、柴胡等药。

（3）临证参考：本证为肝癌中晚期湿热邪毒蕴积，淤滞肝胆脾胃所致，属标实急证，治疗当用清热利湿解毒重剂，效专力宏以速去其标实。同时，应结合病证，予柴胡、青皮、大腹皮、丹参、桃仁、三棱、牡蛎、鳖甲行散淤滞以助利水，以助湿解热清。待湿热毒淤滞之势缓解后，再渐益其本，常用补中益气汤或归芍六君子汤等健脾利湿，以土能制水，当归、白芍、酸枣仁、莪术、丹参、鳖甲养血柔肝，行滞化瘀，杜其湿毒淤滞之源。湿热久稽常有伤阴之弊，临床宜酌用生地、柴胡、青蒿以滋阴清热。

3.血瘀毒结证

症舌脉：胁下癥块巨大，质硬压痛，胁腹胀痛日重，痛引腰背，固着不移，面唇晦黯，或腹部膨隆，青筋暴露，全身水肿，不思饮食，大便秘结，舌质紫黯或有瘀斑瘀点，脉沉涩。

病机分析：肝气郁结日久或湿毒之邪久稽则瘀血毒邪结于胁下，络道滞塞，故胁下癥积且日渐增大，胁腹刺痛固着不移；瘀阻气滞，脾胃升降失常则脘腹作胀，不思饮食；瘀阻气滞，水液不行，气血水互相搏结可致鼓胀，全身水肿；中焦气机不畅，肠腑传化失司，糟粕内停可致大便秘结不畅；舌质紫黯，边有瘀斑瘀点，脉沉涩为血瘀内结之征。

治法：行滞化瘀，解毒消癥。

方药运用：

（1）常用方：膈下逐瘀汤加减。药用五灵脂、土鳖虫、桃仁、赤芍、大黄、牛膝、柴胡、枳实、牡蛎、莪术、当归、生黄芪、焦山楂、白花蛇舌草、半枝莲。

肝癌证属血瘀毒结者，治当化瘀消癥解毒。方中五灵脂甘缓不峻，苦泄温通，入肝经血分，功擅通利血脉，散瘀止痛，土鳖虫咸寒性缓，功擅软坚散结，破血逐瘀，二者共用为君；桃仁、赤芍、大黄、牛膝共用以行瘀导滞，破血逐瘀，柴胡疏肝理气，枳实行气导滞，二药一升一降，调达气机之郁滞，以收气行血行之功，上药共用为臣；牡蛎咸寒软坚散结，莪术、焦山楂消积化滞，助脾胃运化水谷以资生化之源，生黄芪健脾补气，当归养血柔肝，生黄芪、当归相伍又有益气生血之义，白花蛇舌草、半枝莲清热解毒，上药共用为佐药。诸药相伍，气血并治，理气行瘀，破积消癥，相得益彰，肝脾同调，解郁逐瘀之时，消积导滞以通腑和中，助脾胃腐熟运化，攻中寓补，扶正以祛邪，并可防攻伐之品耗气伤阴之弊，可谓行瘀破积消癥之佳品。

（2）加减：气虚甚见神疲乏力，纳少气短者，减土鳖虫、莪术，加白术、党参；水肿明显者，加茯苓、泽兰、葶苈子；若见舌红，恶寒发热，胁痛者，减土鳖虫、莪术、枳实、生黄芪,加重当归、赤芍,并加用金银花、山栀;黄疸者,加茵陈、车前草、萹蓄;胁痛甚者,重用延胡索,并加大莪术用量,并可用蟾酥膏外贴;本证可加白英、草河车、漏芦、龙葵、青黛、夏枯草等以清热解毒。

(3)临证参考:本证型治疗以"行、消、破、散"攻伐之药为主,适宜于肝癌早期或部分中期患者,体质颇健,或肿块不大,瘀血征象明显者。对中晚期患者或体质较弱者,均应慎用。治疗本证常用方药有人参鳖甲煎丸、大黄䗪虫丸以及消瘀逐秽汤(《石室秘录》)等,均为攻伐力强之峻剂,适宜于急治,即乘邪势未集时举而击之,中病即止;或以逍遥散、六味地黄丸等扶正之剂,攻补兼施,交替运用。

4.肝肾阴亏,热毒淤滞证

症舌脉:癥块膨隆,腹大如鼓,叩之有波动感,形体羸瘦,胁肋胀痛,周身乏力,不思饮食或恶心欲吐,咽干口苦,头晕目眩,两目干涩,或低热盗汗,五心烦热,或鼻衄牙宣,皮下出血,或面目身黄,大便干结,小便短赤,舌质红或红绛发紫少津,苔少或光剥或薄黄而干,脉细弦数。

病机分析:湿热毒邪瘀阻肝络日久致癥块膨隆,胁肋疼痛;热毒亢盛,损伤肝肾,阴津耗伤,形体失养,虚火上炎,故见羸瘦眩晕,咽干口苦,两目干涩,低热盗汗,五心烦热;津伤火旺,肠腑传化失司则便干结;膀胱气化不利则小溲短赤;毒热内蕴,肝胆失疏,胆汁外溢而致面目身黄;胃失和降而致不思饮食或恶心欲吐;气血水积于腹内,故见腹大如鼓;热毒灼伤血络,故见鼻衄、牙宣及皮下出血等;舌质红或红绛发紫少津,苔少或光剥或薄黄而干,脉细弦数为热毒伤阴之象。

治法:养阴清热,解毒祛瘀。

方药运用:

(1)常用方:清热地黄汤加减。药用生鳖甲、生地、赤芍、水牛角、丹皮、女贞子、桑椹、天花粉、金银花。

湿热瘀毒互结日久,肝肾阴伤,热毒淤滞未解,治疗应滋养肝肾阴液,并清热解毒,凉血散瘀。方中以甘寒之生地、咸寒之鳖甲滋养肝肾阴液,生地清热凉血止血,鳖甲还可滋阴清热除蒸,软坚散结,两药共用为君药;以咸寒之水牛角清热解毒,凉血止血,丹皮、赤芍清热凉血、散瘀,丹皮还可清热除蒸,上药共用为臣药;天花粉养阴生津,清热散结,女贞子、桑椹滋阴补肾,金银花清热解毒,上药共用为佐药。方中诸药性味甘寒、咸寒,凉润养阴,滋液清热,凉血散瘀止血,力求清热解毒而不苦寒伤阴,养阴凉血而不留瘀,为养阴清热、解毒祛瘀之良方。

(2)加减:鼻衄、牙宣者,加大小蓟、白茅根、茜草;大便干者,重用生地或加火麻仁、瓜蒌仁;口干明显者,加重天花粉用量,并加川石斛、麦冬、芦根或用西洋参泡茶;腹水者,加楮实子、玉米须、车前子、陈胡芦;黄疸者,加虎杖、茵陈;出血多者,加三七、生槐花;出现神志模糊,甚或昏迷者,可用安宫牛黄丸吞服或灌服,或用醒脑静6~8支,加于10%葡萄糖注射液中静脉滴注;胃纳不佳,舌光苔少,脉细无力者,可加用太子参、麦冬、五味子、石斛、生谷麦芽;热毒较盛者,可加白花蛇舌草、蚤休、漏芦、半枝莲、白屈菜等。

(3)临证参考:出现本证,多已是肝癌晚期。热毒淤滞脉络,耗伤阴血,故对本证患者切不可用破血药,一般活血化瘀药亦不宜重用。本证患者多见胃阴大伤、胃纳不佳之候,临证宜以甘平柔润之品养阴和胃。同时注意慎用苦寒、温燥伤阴耗气之品,且甘寒、咸寒之品宜以轻灵小剂而非重浊大剂主之。临床可采用内外合治法,即外用软坚消肿、解毒散结煎膏外敷,以及配合静脉注射液静脉点滴,药如生脉注射液、清开灵注射液等。

(四)其他疗法

1.注射液

(1)生脉注射液:每次30~60mL,加于5%葡萄糖注射液250~500mL中静脉滴注。用于肝癌化疗前后,可防治化疗引起的白细胞减少等。

(2)醒脑静注射液:每次20~30mL,加于5%葡萄糖注射液250~500mL或等量0.9%氯化钠注射液中静脉滴注。用于治疗癌性发热、出血及昏迷。

(3)清开灵注射液:每次20~40mL,加入250~500mL 0.9%氯化钠注射液或5%葡萄糖注射液中静脉滴注。用于肝癌湿热瘀毒互结证及肝癌引起的昏迷治疗。

(4)参脉注射液:用量一般为30~50mL,加入5%或10%葡萄糖注射液或0.9%氯化钠注射液250~500mL中静脉滴注。本品益气固脱,养阴生津,用于肝癌化疗后,增强抗癌药物疗效,减轻化疗毒性,扶正以祛邪。

2.中成药

(1)大黄䗪虫丸:每服1丸,每日1~2次。用于瘀血毒结之肝癌。

(2)舒肝止痛丸:每次4~4.5g,每日2~3次。用于肝癌早期,肝胃不和之脘腹胀痛诸症。

(3)诺迪康胶囊:每次1~2片,每日3次。扶正固本,调和阴阳,用于肝癌正虚体弱,或化疗后体虚,扶正祛邪之治。

3.单验方

(1)露蜂房9g,加适量僵蚕、山慈菇、薏苡仁,水煎服。

(2)玳瑁15g,露蜂房15g,龟甲25g,鸦胆子15g,蟾酥1~2g。上药共研细末,每日早晚各服1次,每次1~2g。

（3）田基黄 30g，研细末，用砂糖开水兑服，每日 3 次。

4.食疗方

（1）鲜猕猴桃根 100g，瘦猪肉 200g，炖熟吃肉喝汤，隔日 1 次。

（2）团鱼 300g，山楂 60g，水煮熟食，每 3 日 1 剂，常服。

（3）斑蝥 500 个，陈皮 500g，糯米 500g。糯米淘洗干净，沥干，加入斑蝥后置锅内，微火炒至焦黄，拣去斑蝥，分别研细，另将陈皮研粉，混匀。首次 10～15g，每次 5～6g，每日 3 次，饭后开水冲服。

5.外治疗法

（1）潘氏创外用消肿止痛膏：以制乳香、制没药、密陀僧、干蟾皮各 30g，龙胆草、铅丹、冰片、公丁香、雄黄、细辛各 15g，煅寒水石 60g，大黄、姜黄各 50g，生胆南星 20g，各为细末和匀。用适量药粉调入凡士林内，摊于纱布，贴敷肿块部位，隔日一换。如局部出现丘疹或水疱则停止使用，待皮肤正常后再用。

（2）软坚丹以外敷：取软坚散结止痛作用，以甲珠 30g，制乳香、制没药各 10g，红芽大戟 20g，甘遂 15g，生胆南星 10g，白僵蚕 10g，制半夏 10g，朴硝 10g，蟾酥 2g，人工麝香 10g，蜈蚣 30 条，酌加少量铜绿、阿魏。共为细末，瓷瓶收贮。依肿块大小，取药粉调凡士林摊于纱布上，每日 1 换，贴敷肿块部位，用胶布固定。

（3）消肿膏药：蓖麻子 120 个，巴豆（去壳）120 个，归尾 30g，红花 30g，三棱 30g，鳖甲 30g，甲珠 30g，牙皂 30g，木通 30g，川乌 30g，草乌 30g，七叶一支花 30g，生胆南星 30g，甘遂 30g，二头尖 30g，鬼箭羽 30g，槟榔 30g，冰片 15g，丁香 15g，阿魏 15g，乳香 15g，没药 15g，血竭 15g，风化硝 120g，人工麝香 10g，黄丹 560g，麻油 1500g。上药共研细末，制成膏药，贴敷于肝区癌肿处，隔 3～5d 换药。

（4）痛块灵外用膏：由延胡索、丹参、台乌药、蚤休、土鳖虫、血竭、冰片等组成，外敷于局部。具有散结、止痛作用，用于肝癌局部疼痛的治疗。

第五章　肾膀胱病症

第一节　水肿

水肿是指因感受外邪,劳倦内伤,或饮食失调,使肺脾肾功能失调,三焦壅滞,膀胱气化不利,津液输布失常,致水液潴留,泛溢于肌肤,引起头面、眼睑、四肢、腹背甚至全身水肿等为临床特征的病证。西医学中的肾源性水肿、心源性水肿、营养不良性水肿、内分泌性水肿均可以参照本病辨证论治。

一、病因病机

外因主要是风邪(风寒、风热、风湿)和湿邪(寒湿、湿热、湿毒),内因主要是饮食不节,劳欲体虚,导致全身气化功能障碍所引起。有单一病因致病者,也可兼夹致病者,可致肺失通调,脾失转输,肾失开合,终至膀胱气化无权,三焦水道失畅,水液停聚,泛溢肌肤,而成水肿。因此,水肿的病机主要是肺脾肾功能失调,三焦壅滞,膀胱气化不利,津液输布失常。

二、诊断与鉴别诊断

1.诊断依据

(1)水肿先从眼睑或下肢开始,继而遍及四肢、全身。症状轻者眼睑或足胫水肿,重者全身皆肿,甚则腹大胀满,气喘不能平卧;严重者可见尿闭,恶心呕吐,口有秽味,齿龂鼻衄,甚则头痛,抽搐,神昏谵语等危象。

(2)可有扁桃体肿大、心悸、疮毒、紫癜以及久病体虚史。

(3)尿常规、24h尿蛋白定量、血常规、红细胞沉降率、血浆白蛋白、血尿素氮、血肌酐、体液免疫,以及心电图、心功能测定、B超等检查,可以帮助诊断。

2.鉴别要点

(1)鼓胀:鼓胀为单腹胀大,皮色苍黄,腹部青筋暴露,或兼下肢肿胀,上肢及头面一般不肿;水肿则头面四肢皆肿,可有腹部胀大,但无青筋暴露等体征。

（2）痰饮：痰饮和水肿同属津液病变，但痰饮之邪停积于局部，而水肿为水液泛滥于全身，不难鉴别。

（3）气肿：水肿皮肤肿胀而有水色，按之陷下不起；气肿皮色不变，按之即起。

三、辨证论治

1.辨证要点

（1）辨阳水阴水：凡感受风邪、水气、湿毒、湿热诸邪，发病较急，症见表、热、实证者，多按阳水论治；凡饮食劳倦，房劳过度，或久病损伤正气，起病较缓，病程较长，反复发作，症见里、虚、寒证者，多从阴水论治；阳水日久损伤正气，或阴水复感外邪，因虚致实等均可形成虚实夹杂之证，又宜详辨标本虚实，孰多孰少，孰轻孰重，孰急孰缓。

（2）辨病位：眼睑水肿，四肢皆肿，恶寒发热，咳嗽气逆，肢节酸楚，病位在肺；周身水肿，肢体困重，脘闷食少，病位在脾；面浮肢肿，腰以下为甚，伴腰膝酸软，怯寒肢冷，病位在肾；面浮肢肿，心悸怔忡，病位在心；周身水肿，胁肋胀满，嗳气不舒，病位在肝。

2.治疗原则

发汗、利水、泻下、逐水为基本原则。以阴阳虚实而言，阳水以驱邪为主，可用发汗、利尿、攻逐、解毒、活血、行气、疏表等法。阴水则以扶正为主，可采用健脾温肾利水、通阳利水、补气养阴利水等法。

3.应急措施

（1）面浮身肿，尿少，心悸，气促，不能平卧，汗出，唇绀，脉虚数或结代，为水邪上逆心肺之变。可选用：①附子 15～30g，桂枝 9g，丹参 15～30g，益母草 30～60g，炙甘草 6g。水煎服，每日 1 剂。②万年青根 15～45g，浓煎成 30～40mL，每日分 3 次服用。

（2）全身水肿，尿闭，神倦欲睡，恶心呕吐，口有尿味者，属水湿蕴久成浊，浊邪阻闭三焦。可给予：①附子 9g，生大黄 9g，黄连 6g，吴茱萸 3g，生姜 2 片，每日 1 剂，水煎服。②附子 9g，大黄 9g，牡蛎 60g，一见喜 15g。水煎成 150～200mL 保留灌肠，每日 1 次。

4.分证论治

（1）风水泛滥

主症：眼睑水肿，继之四肢及全身皆肿，来势迅速，多有恶寒，发热，肢节酸楚，小便不利。偏于风热者，伴咽喉红肿疼痛，舌质红脉浮滑数。偏于风寒者，兼恶寒，咳喘,舌苔薄白,脉浮滑或浮紧。如水肿较甚,亦可见沉脉。

治法:疏风清热,宣肺行水。

方药:越婢加术汤加减。药用麻黄 10g,生石膏 30g,白术 12g,甘草 6g,生姜 10g,大枣 10g。若风寒偏盛,去石膏加紫苏叶 10g,桂枝 10g,防风 10g。

(2)湿毒侵淫

主症:眼睑水肿,延及全身,小便不利,身发疮痍,甚则溃烂,恶风发热;舌质红,苔薄黄,脉浮数或滑数。

治法:宣肺解毒,利湿消肿。

方药:麻黄连翘赤小豆汤合五味消毒饮加减。药用麻黄 6g,连翘 12g,赤小豆 30g,桑白皮 12g,杏仁 10g,金银花 20g,野菊花 20g,蒲公英 20g,紫花地丁 15g,紫背天葵 15g。

(3)湿毒浸渍

主症:全身水肿,按之没指,小便短少,身体困重,胸闷,纳呆,泛恶;苔白腻,脉沉缓,起病缓慢,病程较长。

治法:健脾化湿,通阳利水。

方药:五皮饮合胃苓汤加减。药用桑白皮 12g,陈皮 10g,大腹皮 10g,茯苓皮 20g,生姜皮 10g,白术 10g,茯苓 10g,苍术 6g,厚朴 6g,猪苓 10g,泽泻 12g,肉桂 6g。

(4)湿热壅盛

主症:遍体水肿,皮肤绷急光亮,胸脘痞闷,烦热口渴,小便短赤,或大便干结;舌质红,苔黄腻,脉沉数或濡数。

治法:分利湿热。

方药:疏凿饮子加减。药用羌活 6g,秦艽 6g,大腹皮 12g,茯苓皮 30g,生姜皮 6g,泽泻 15g,木通 6g,椒目 6g,赤小豆 30g,槟榔 10g,商陆 10g。

(5)脾阳虚衰

主症:身肿,腰以下为甚,按之凹陷不易恢复,脘腹胀闷,纳减便溏,面色萎黄,神倦肢冷,小便短少;舌质淡,苔白腻或白滑,脉沉缓或沉弱。

治法:温运脾阳,以利水湿。

方药:实脾饮加减。药用茯苓 20g,白术 10g,木瓜 10g,甘草 3g,木香 6g,大腹皮 12g,草果 10g,附子 10g,干姜 6g.槟榔 10g,厚朴 5g,大枣 6g。

(6)肾气衰微

主症:面浮身肿,腰以下肿甚,按之凹陷不起,腰部酸重,尿量减少,四肢厥冷,怯寒神疲,面色苍白;舌质淡胖,苔白,脉沉细或沉迟无力。

治法:温肾助阳,化气行水。

方药:济生肾气丸合真武汤加减。药用熟地黄12g,山药15g,山茱萸12g,牡丹皮5g,茯苓15g,泽泻15g,附子15g,肉桂5g,川牛膝10g,车前子20g,白术12g,白芍12g,生姜6g。

5.针灸疗法

针刺脾俞、肾俞、阴陵泉、三阴交、足三里、命门、丰隆、水分等穴,采用弱刺激手法,可酌情加灸。

四、预防

本病患者宜经常锻炼身体,增强体质。生活起居有常,注意个人卫生,提高自身抗病能力,防止外邪侵袭。饮食有规律,劳逸适度,房事有节,慎用伤肾药物,有病早治疗。

第二节　淋病

一、定义

淋病是指小便频急短涩,滴沥刺痛,小腹拘急,或痛引腰腹的疾病。淋病初起主要是湿热蕴结下焦,膀胱气化不利,久病则由实转虚。若肾气已虚而湿热未净,形成肾虚而膀胱湿热的虚实夹杂之证。后期亦可致肾阳衰微,湿浊之邪壅滞,三焦气化不利而转变成关格。

二、病因病机

(一)病因

1.下阴不洁

湿热之邪可因下阴不洁,侵入膀胱,膀胱湿热蕴结,气化失司,水道不利,遂发淋病。

2.饮食不节

嗜食辛辣、肥甘、醇酒之类,损伤脾胃,酿湿生热,下注膀胱,膀胱湿热蕴结,气化失司,水道不利,发为淋病。

3.情志失调

恼怒伤肝,气滞不畅,气郁化火,或气火郁于下焦膀胱,或气滞血瘀,膀胱脉络不畅,气化失司,水道不利,发为淋病。

4.房劳过度

房劳过度,肾精亏虚,肾气不固,统摄失常,发为淋病。

5.禀赋不足,年老体衰

禀赋不足,或年高之人,肾精不足,肾气不固,统摄失常,发为淋病。

6.久病不愈,脏腑失调

久病不愈,脏腑功能失调,或脏腑有热,传入膀胱,膀胱气化失司,水道不利;或脾肾亏虚,脾气不足,中气下陷,肾气不固,统摄失常,而成淋病。

(二)病机

1.发病

膀胱湿热,肝郁化火所致之热淋、气淋、血淋一般发病较急,石淋亦有急性发作者,膏淋、劳淋一般发病缓慢且易反复发作。

2.病位

淋病病位在膀胱和肾,与脾、心、肝都有密切关系。

3.病性

热淋、气淋、血淋、石淋发病早期多为实证,邪实主要为湿热、砂石、气滞、血瘀等,日久虚证渐显,成虚实夹杂证,致后期发展为劳淋、膏淋多属虚证,以脾肾亏虚为主。

4.病势

本病初期病变均在膀胱,日久可入肾,病势由上及下,由腑(表)及脏(里),病情逐渐加重。

5.病机转化

本病早期以湿热为主,淋病各证之间可相互转化。热淋者因热伤血络而发生血淋;湿热蕴结,煎熬日久可成石淋;气淋者气郁化火,可成热淋等。热淋、气淋、血淋凡日久不愈,损伤脾肾,可成劳淋、膏淋,病由实转虚;同时虚证膏淋、劳淋可因复感外邪急性发作而出现热淋、气淋,成虚实夹杂之证。

三、诊断与鉴别诊断

(一)诊断依据

小便频急短涩,滴沥刺痛,小腹拘急,腰腹疼痛为淋病的基本特征,各种淋病又有各自不同的特点。

1.热淋

起病多急,伴有发热,小便灼热刺痛。多见于已婚女性,每因疲劳、情志变化、感受外邪而诱发,膀胱俞、肾俞等穴位有压痛及叩击痛。尿常规及尿培养有异常改变。

2.气淋

小腹满急,小便艰涩疼痛,尿有余沥。每因情志不遂诱发或加重。

3.石淋

小便排出砂石,或小便艰涩窘迫疼痛,或排尿突然中断,腰腹绞痛。尿常规检查常有红细胞,B超、腹部平片等辅助检查有助诊断。

4.血淋

小便热涩刺痛,尿色深红或夹有血块。

5.膏淋

小便混浊如米泔水,或滑腻如脂膏。

6.劳淋

小便淋沥不已,涩痛不显,腰痛缠绵,遇劳即发。

(二)鉴别诊断

1.癃闭

癃闭以小便量少,点滴而出,甚则小便闭塞不通为特征。小便量少,排尿困难与淋病相似。而癃闭无尿频、尿痛,每日排尿总量少于正常;淋病有尿频、尿痛,每日排尿量正常。

2.尿血

尿血与血淋均有小便出血,尿色赤红,甚至尿出纯血的特征,但血淋有尿痛,而尿血则不痛。

3.尿浊

尿浊者小便浑浊,白如米泔,与膏淋相似,但尿浊者排尿时无疼痛及滞涩感,淋病有疼痛及滞涩感。

四、辨证论治

(一)辨证要点

淋病的辨证在区别各种不同淋病的基础上,还需审察证候的虚实。一般说来,初起或在急性发作阶段,以膀胱湿热、砂石结聚、气滞不利为主,表现为排尿烧灼痛、刺痛或胀痛,或尿出砂石,或尿中见鲜红血丝、血块,小腹拘急、胀满,脉滑数有力,苔黄腻等,多为实证。淋病反复发作,日久不愈,或年老体虚,正气损伤,伤及脾肾,以脾虚、肾虚、气阴两虚为主,表现原有的排尿灼热、刺痛、短涩,小腹拘急、胀满消失或不明显，而以尿余沥不尽，小腹下坠，或腰酸膝软，舌淡，苔薄，脉细弱为特征，多为虚证。若虚证复感外邪，多食辛辣或受情志刺激后呈急性发作，或实证日久伤正，致正虚邪恋，均可表现为虚实夹杂之证，当辨虚实孰多孰少，孰急孰缓，孰轻孰重。此外，同一淋病，由于受各种因素的影响，病机并非单纯如一，如同一种气淋，既有实证，又有虚证，实证由气滞不利，虚证缘于气虚下陷，一虚一实，迥然有别。又如同一种血淋，由于湿热下注，热盛伤络者属实，由于阴虚火旺，虚火灼络者属虚。再如热淋经过治疗，有时湿热尚未去尽，又出现肾阴不足，或气阴两伤等虚实并见证候，均当详辨。

（二）治疗原则

实则清利，虚则补益，是治疗淋病的基本原则。实证以膀胱湿热为主者，治宜清热利湿；以热伤血络为主者，治宜凉血止血；以砂石结聚为主者，治宜通淋排石；以气滞不利为主者，治宜利气疏导。虚证以脾虚为主者，治宜健脾益气；以肾虚为主者，治宜补虚益肾；虚实夹杂者，宜分清标本缓急，虚实兼顾。

淋病的治法，古有忌汗、忌补之说。如《金匮要略》说"淋家不可发汗"。《丹溪心法·淋》说"最不可用补气之药，气得补而越胀，血得补而越涩，热得补而越盛"。揆之临床实际，未必都是如此。淋病往往有畏寒发热，此并非外邪袭表，而是湿热熏蒸，邪正相搏所致，发汗解表，自非所宜，因淋病多属膀胱有热，阴液常感不足，而辛散发表，用之不当，不仅不能退热，反有劫伤营阴之弊。若淋病确由外感诱发，或淋家新感外邪，症见恶寒发热，鼻塞流涕，咳嗽，咽痛者，仍可适当配合运用辛凉解表之剂。至于淋病忌补之说，是指实热之证而言，诸如脾虚中气下陷，肾虚下元不固，自当运用健脾益气、补肾固涩等治之，不必有所禁忌。

（三）应急措施

本证多因结石阻塞尿路而出现腰痛如绞，牵引少腹，或尿中带血。痛甚者，当缓急止痛；尿血量多者，止血为先，可选用以下方法。

1. 痛甚当止痛

用芍药甘草汤，芍药 30g，甘草 10g，急煎服。或针刺肾俞、大肠俞、三阴交穴，强刺激，留针 30min。

2. 尿血量多当止血

服云南白药，每次 1g，每日 4～6 次，口服。或白茅根 60g，煎水当茶饮。

（四）分证论治

1. 热淋证

症舌脉：小便频数短涩，灼热刺痛，痛引腹中，伴腰痛拒按，或有寒热，口苦，呕恶,便秘,苔黄或黄腻,脉濡数。

病机分析:湿热蕴结下焦,膀胱气化不利,故小便灼热刺痛,频数短涩,痛引腹中;腰为肾之府,若湿热之邪侵犯于肾,则腰痛拒按;邪正相争,可见寒热、口苦、呕恶;热扰大肠则大便秘结;舌苔黄或黄腻,脉濡数,亦为湿热内蕴之象。

治法:清热利湿通淋。

方药运用:

(1)常用方:八正散加减。药用木通、瞿麦、车前子、萹蓄、滑石、灯心草、大黄、栀子、甘草梢。

湿热蕴结下焦,膀胱气化不利而形成本证。故当清热利湿,使热从小便出,膀胱气化则能正常。方中瞿麦、木通清热降火,利尿通淋,故为君药;萹蓄、车前子、滑石、灯心草助君药清热利湿,通淋利窍,故为臣药;栀子、大黄清热泻火,加强泄热之功,以为佐药;甘草梢直达茎中,引药入茎,又能调和诸药,防苦寒伤胃,为使药。

(2)加减:大便秘结,腹胀者,重用生大黄,并加枳实,通腑泄热;寒热、口苦、呕恶者,合小柴胡汤以和解少阳;小腹坠胀疼痛者,加川楝子、乌药以理气疏导;热甚者,加金银花、连翘、蒲公英清热解毒;伴尿血者,加生地黄、白茅根凉血止血。

(3)临证参考:白茅根性凉清热,可重用至30g。应鼓励患者多饮水,以利水通淋。重病者可每日服2剂中药,分4次服,隔4h服1次。

2.气淋证

症舌脉:实证者小便艰涩疼痛,少腹胀满,淋沥不已,苔薄白,脉沉弦。虚证者少腹坠胀,尿有余沥,面色㿠白,舌质淡,脉虚细无力。

病机分析:情志抑郁,肝失条达,气机郁滞化火,气火郁于下焦,则膀胱气化失司,少腹者,足厥阴肝经循行之处,故少腹作胀,小便艰涩而痛,淋沥不已,此气淋之实证;若久病不愈,耗伤中气,气虚下陷,见少腹坠胀;气虚不能摄纳,故尿有余沥,面色㿠白,此气淋之虚证。苔薄白、脉沉弦为气滞之象;舌淡、脉虚细无力为气虚之象。

治法:实证宜疏肝理气,利尿通淋。虚证宜补中益气。

方药运用:

(1)常用方

1)实证以沉香散加减。药用沉香、陈皮、王不留行、当归、生白芍、炙甘草、石韦、冬葵子、滑石。

肝气郁结,气郁化火,阻滞下焦,膀胱气化失司形成淋病,故当疏肝理气,调畅下焦气机治其本。方中沉香行气降气,疏理下焦气机,又能行气止痛,故为君药;陈皮调畅气机,助沉香行气之功,故为臣药;王不留行、当归活血消瘀,使气血运行调畅,当归、生白芍养血柔肝,体现肝体阴而用阳之性,生白芍配炙甘草又可缓急止痛,石韦、冬葵子、滑石利尿通淋,共为佐药;炙甘草可调和诸药,为使药。

2)虚证用补中益气汤加减。药用炙黄芪、党参、白术、陈皮、当归、升麻、北柴胡、甘草。

脾气主升,今中气不足,气虚下陷,气不摄纳而成淋病,故当益气升提治其根。方中炙黄芪补益中气,益气升提为君药;党参、白术健脾益气,助君药补益中气,是为臣药;陈皮调畅中焦气机升降之枢,当归补血活血,取血为气母之意,升麻、柴胡加强黄芪升阳举陷之功,共为佐药;甘草和中又能调和药性,是为使药。

(2)加减:实证气滞严重,小腹胀满难忍者,加青皮、乌药、小茴香理气;气滞日久,夹有血瘀而刺痛者,加红花、赤芍、川牛膝活血化瘀通络。虚证兼血虚者,加熟地黄、阿胶、白芍;兼肾亏者,加杜仲、枸杞子、怀牛膝。

(3)临证参考:实证和虚证并非截然分开,常常虚实并见。上述两方合用,也可根据邪正的盛衰,或以补为主兼以攻邪,或先攻邪,后扶正气。

3.石淋证

症舌脉:小便排出砂石或小便艰涩窘迫疼痛,或排尿突然中断,或尿中带血,腰腹绞痛,苔薄黄或淡,脉细弱。

病机分析:湿热蕴结下焦,煎熬尿液,结为砂石,随尿排出则可见砂石;不能随尿排出则小便艰涩疼痛,阻塞尿道则尿流突然中断;结石损伤脉络则可见尿中带血;结石阻滞,气血不通则腰腹绞痛;苔黄为湿热所致,脉细弱为热盛伤阴之征。

治法:清热利湿,通淋排石。

方药运用:

(1)常用方:石韦散加减。药用金钱草、石韦、冬葵子、瞿麦、滑石、车前子、海金沙、鸡内金、甘草梢。

湿热、砂石结聚下焦,使膀胱气化不利,形成本证,故当清热利湿,排石利尿。方中金钱草能利水通淋,排除结石,为治疗泌尿系结石要药,故为君药;臣以石韦、冬葵子、瞿麦、滑石、车前子、海金沙以利尿通淋清热,使湿热从小便而出,鸡内金化坚消石,配金钱草增强化石排石之功;甘草梢引药入茎,亦能调和诸药,为使药。

(2)加减:腰腹绞痛者,加白芍、甘草以缓急止痛;尿中带血者,加小蓟、生地黄、藕节以凉血止血;发热者加黄柏、凤尾草、大黄、蒲公英清热泻火;小便频急,少腹胀满,涩滞疼痛,苔黄腻,脉弦数或滑数,膀胱湿热壅盛者,加生大黄、栀子、枳实、沉香清热泻火,行气排石;若攻伐太过或久病正虚,面色㿠白,少气无力,舌淡脉结者,加黄芪、党参；气血两虚者，加当归、生地黄、白芍；结石盘结日久不下而无症状者，以利尿排石为主，加乌药、川楝子、白芍；石淋日久，阴液耗伤者，合六味地黄丸。

（3）临证参考：金钱草、海金沙用量均在 30～60g。结石过大，久攻不下，不要再攻，改以其他疗法，如碎石机碎石，再用中药排石通淋，以免伤正，一般疗程以 1个月为宜。

4.血淋证

症舌脉：实证者小便热涩刺痛，尿色深红或夹血块，舌尖红，苔黄，脉滑数；虚证者尿色淡红，尿痛涩滞不显著，腰酸膝软，神疲乏力，舌红少苔，脉细数。

病机分析：湿热下注膀胱，热盛伤络，迫血妄行，以致小便涩痛而有血；血块阻塞尿道，则刺痛难忍，血块随尿排出则尿色深红，而夹血块。舌尖红苔黄，脉滑数亦为湿热内蕴之象，此为血淋实证。若病延日久，肾阴不足，虚火灼络，则见尿色淡红；湿热不盛则尿痛涩滞不显著；肾阴不足，精气亏虚，则腰酸膝软，神疲乏力；舌红少苔、脉细数亦为阴虚有热之象。

治法：实证宜清热通淋，凉血止血。虚证宜滋阴清热，凉血止血。

方药运用：

（1）常用方

1）实证用小蓟饮子加减。药用小蓟、炒蒲黄、藕节、滑石、通草、竹叶、当归、生地黄、栀子、甘草梢。

心火亢盛，移热于小肠而下迫膀胱，热灼血络而成血淋，故治当清热凉血，通淋止血。方中小蓟清热凉血，利尿止血，治病之本，故为君药；藕节、蒲黄凉血止血，又能化瘀，使血止而不留瘀，加强君药清热凉血止血之功，故为臣药；栀子清泄三焦之火，合通草、竹叶、滑石利尿通淋，使火热之邪从小便而出，当归、生地养血和血，共为佐药；甘草缓急止痛，调和诸药，是为使药。

2）虚证用六味地黄丸加减。药用生地黄、山药、山萸肉、丹皮、小蓟草、白茅根、甘草梢。

肾阴亏虚，阴虚火旺，灼伤脉络而成血淋，治当滋阴以清热，凉血以止血。方中生地黄滋阴清热又能凉血，故为君药；山药、山萸肉滋阴填精，助君药补水泻火为臣药；丹皮凉血又活血，使诸药补而不滞，小蓟、白茅根凉血止血，利尿通淋，共为佐药；甘草梢引药入茎，又能调和诸药，是为使药。

（2）加减：实证血多，色黯有块者，加三七、琥珀、白茅根化瘀止血；便秘者，加大黄。虚证阴虚湿热者，加滑石、猪苓；若见阴虚较甚，可加黄柏、知母、阿胶等；虚火灼络者，加龟甲、阿胶滋阴清热；下元虚冷者，加肉桂、附片。

(3)临证参考:小蓟、白茅根根据病情可重用至 30g;瘀血停滞,小腹硬,茎中痛者,用一味牛膝煎膏服用。

5.膏淋证

症舌脉:实证者,小便混浊如米泔水,置之沉淀如絮状,上有浮油如脂,或夹凝块,尿时不畅,灼热而痛,舌红苔黄腻,脉濡数。虚证者,病久不已,反复发作,淋出如脂,涩痛减轻,形体消瘦,头昏乏力,腰膝酸软,舌淡,脉虚弱。

病机分析:湿热注于下焦,气化不利,脂液失于约束,故小便混浊如米泔水,尿道灼热疼痛,属实证。若日久反复发作不愈,肾气亏虚,下元不固,脂液下泄,故见淋出如脂;湿热已减则涩痛减轻;肾精不足则形体消瘦,头昏乏力,腰膝酸软,属虚证。舌红苔黄腻、脉濡数为湿热内蕴之象;舌淡、脉虚弱为气虚之征。

治法:实证宜清热利湿,分清泌浊;虚证宜补肾固涩。

方药运用:

(1)常用方

1)实证用程氏萆薢分清饮加减。药用萆薢、车前子、茯苓、石菖蒲、黄柏、莲子心、丹参、白术。

方中萆薢、茯苓、石菖蒲、车前子利湿而分清泌浊,为君药;臣以白术健脾除湿,莲子心、丹参清心凉血消瘀,黄柏清下焦湿热。诸药合用,使下焦湿热得清,膀胱气化正常则能分清泌浊。

2)虚证用膏淋汤加减。药用党参、黄芪、山药、生地黄、芡实、煅龙骨、煅牡蛎、白芍、炙甘草。

久病肾气受损,下元不固,不能制约脂液,故补肾固涩为治病之本。方中党参、黄芪、山药、地黄补益脾肾,益气固摄,是为君药;臣以芡实、煅龙骨、煅牡蛎、白芍固涩脂液而止膏淋;炙甘草调和诸药,是为使药。

(2)加减:实证少腹胀,尿涩不畅者,加乌药、青皮;小便夹血者,加小蓟草、白茅根、藕节;小便黄热而痛者,加山栀子、龙胆草。虚证脾肾两虚,中气下陷,肾失固涩者,可用补中益气汤合七味都气丸益气升陷,滋肾固涩。

(3)临证参考:虚证、实证用药截然不同。实证为湿热,要清利,虚证为肾脏虚寒,下元不固,要补肾固涩,还可用地黄丸合金锁固精丸治之。

6.劳淋证

症舌脉:小便不甚赤涩,但淋沥不已,时作时止,遇劳即发,腰酸膝软,神疲乏力,舌质淡,脉虚弱。

病机分析:淋证日久不愈,或过服寒凉,或久病体虚,或思虑伤心,或劳伤过度,或房事不节,而致心脾肾虚,气血不足,湿浊留恋不去,故小便不甚赤涩,但淋沥不已,时作时止,遇劳即发;肾精不足则腰酸膝软,神疲乏力,舌淡、脉虚弱均为气血不足之象。

治法:补肾固涩。

方药运用:

(1)常用方:无比山药丸加减。药用山药、肉苁蓉、熟地黄、山萸肉、菟丝子、巴戟天、杜仲、茯苓、泽泻、怀牛膝、五味子、赤石脂。

淋证日久,或病情反复,或过用苦寒,均伤人之正气,久病及肾,肾气不足,失其固摄而成劳淋。故当补肾固涩,是为治病之本。方中山药、肉苁蓉、熟地黄、山萸肉、巴戟天、菟丝子、杜仲温阳助阴,补肾填精,故为治病之君药;再辅以牛膝补益肾气,强壮筋骨,活血祛瘀,茯苓淡渗脾湿,泽泻宣泄肾浊,三药配用主药,补而不滞;五味子、赤石脂收敛固涩,加强君药固涩止淋之功。

(2)加减:脾虚气陷,少腹坠痛,小便点滴而出者,去牛膝、杜仲、五味子,加黄芪、党参益气升陷;肾阴亏虚,五心烦热,舌质红,脉细数者,去巴戟天,加知母、黄柏、丹皮,改熟地黄为生地黄以滋阴降火;肾阳虚者,加附子、肉桂、当归、鹿角胶或鹿角粉;湿热未净,溲黄热痛者,加车前子、黄柏、凤尾草。

(3)临证参考:益气升陷之黄芪剂量可稍大,一般用30g,肉桂一般用1~3g;正虚者非一日可复,应缓缓补之,补阳应同时补阴,以阴中求阳;劳伤心肾者,用清心莲子饮;若小肠有热可合用导赤散;心脾两亏而无湿热之征者,用归脾汤。

(五)其他疗法

1.中成药

癃清片:每次8片,口服,每日3次。治疗热淋证。体虚胃寒者不宜服用。

2.单验方

(1)热淋者,服马齿苋汁,或白茅根煎水服。

(2)诸淋痛者,用海金沙15g,滑石30g,研末,每服1g;或用灯心草、麦门冬、甘草煎水,入蜜调服。

(3)石淋痛如割者,用滑石、石膏各3g,石韦、瞿麦、蜀葵子各1.5g,研末,每服1.5g,以葱白两茎、灯心草1尾煎汤,空腹服用。

(4)气淋者,赤芍、槟榔各10g,或鸡肠草、石韦各10g,或淡豆豉15g,任选1组,水煎服,每日3次;或冬葵子为末,每次5g,每日3次;或醋浸白芷,焙干研末,每次3g,每日3次,甘草适量煎水送下。

(5)血淋者,黄芩30g,紫草30g,棕榈皮30g,葵花根15g,川牛膝30g,大豆叶1

把,苎麻根 10 枝,任用 1 种,或芭蕉根、旱莲草各 30g,或栀子、滑石各 15g,水煎分 3 次服,每日 1 剂;或海金沙、茄叶、赤小豆,或白薇、赤芍各等量,或血余炭、蚕种烧灰,分别加人工麝香适量,任用 1 组,均为细末,每次 3～5g,每日 3 次;或生地黄汁加鲜车前草汁各适量,每日 3 次。

(6)劳淋者,用菟丝子 10g,水煎服,每日 3 次。

(7)膏淋者,飞廉、荠菜花、糯稻根、芹菜根、水蜈蚣、向日葵茎(取中心梗子)、玉米须,任选 1～2 种,每日用 30～60g,水煎服,每日 3 次;或鲜葎草一握捣汁,加醋适量,每日 3 次服;或海金沙、六一散各 30g,共研末,每次 5g,麦冬煎汤送下,每日 3 次。

3.针灸

取中极、太溪、膀胱俞、阴陵泉诸穴。血淋配血海、三阴交穴;石淋配委中、然谷穴;劳淋配肾俞穴,可灸关元穴等。

第三节　遗精

一、定义

遗精由于肾虚不固或邪扰精室,导致不因性生活而精液排泄的病证。有梦而遗精者名为梦遗;无梦而遗精,甚至清醒时精液流出者名为滑精。

二、病因病机

(一)病因

1.劳神过度

精神紧张,心阴暗耗,心阳独亢,心火不能下交于肾,肾水不能上承于心,水亏火旺扰动精室,精液自遗。多见于青年学生,常因用功过度所致。

2.所欲不遂

心有妄想,则君火偏亢,相火妄动,火扰精室,精液自出而遗精。多见于青年人心有所慕,朝思暮想,所欲不遂,或鳏夫久旷,思慕色欲所致。

3.恣情纵欲

劳欲伤肾,肾虚不固,精关失约而见遗精。多见于青年早婚,房事过度,或青少年无知,频犯手淫,或先天不足,禀赋素亏所致。

4.饮食不节

醇酒厚味,损伤脾胃,酿湿生热,湿热下注,扰动精室,亦可发生遗精。

（二）病机

1.发病

一般发病缓慢,湿热下注者发病可较急。

2.病位

本病病位在肾与精室,与心、肝、脾都有密切关系。

3.病性

患病初期,因心火偏亢,肝郁化火,湿热下注所引起者,多属实证、热证;若久遗不止或禀赋素虚,可伤及心、脾、肝、肾,最终导致中气下陷或肾虚不固者,多属虚证、虚实夹杂证。

4.病势

随着病程发展,遗精总的趋势是由上及下,由心、脾、肝及肾,病性由实转虚。

5.病机转化

遗精的主要病机转化决定于脏腑阴阳的盛衰,一般来说,多由实证发展为虚实夹杂证,最后发展为虚证。即由心火亢盛,热盛伤阴,水不济火,可演变为心肾不交;由肝郁化火,火盛灼阴,阴不敛阳,可演变为阴虚火旺;湿热下注,热盛伤阴,可演变为阴虚夹湿热。疾病的后期,以肾虚证为多。

三、诊断与鉴别诊断

（一）诊断依据

(1)男子不因性生活而排泄精液,多在睡眠中发生,每周超过1次以上,甚则劳累或欲念即精液流出。

(2)遗精频繁者,可伴有头晕,耳鸣,神疲乏力,腰酸腿软等症。

(3)直肠指诊、前列腺B超及精液常规等检查可助病因诊断。

（二）鉴别诊断

1.生理性溢精

成年未婚男子,或婚后夫妻分居者,一月泄精一二次,次日并无不适感觉或其他症状,属于生理性遗精,并非病态。如《景岳全书·杂证谟·遗精》曰:"有壮年气盛,久节房欲而遗者,此满而溢者也。"但也有因缺乏生理知识,因此产生恐惧,可出现头晕、无力、心悸等症状。过多的遗精,每周一二次以上,或清醒时流精,并有头昏、精神萎靡、腰腿酸软、失眠等症则属病态,必须及时治疗。

2.精浊

精浊患者尿道口时时溢出泔样或糊状分泌物,滴沥不断,茎中作痒作痛,痛甚如刀割火灼,而遗精没有疼痛感觉。

3.膏淋

膏淋患者小便混浊如米泔水样,且溲时有尿道涩痛感觉,而遗精小便不混浊且尿道不痛。

四、辨证论治

(一)辨证要点

遗精辨证要点,前人以有梦属"心火",无梦属"肾虚"之说,诚是要言不烦,但临证还要详细推究原发病脏腑,属虚属实,详细研究,才能把握其病机要领,单从有梦无梦来辨其大略,是不够的。

大抵梦遗有虚有实,初起心火、肝郁、湿热居其大半,君相火动,扰动精气失位,应梦而泄,多属实证、热证。然其久遗多致脾、肾不足,由实转虚,不可不辨。滑精多由梦遗发展或禀赋素虚而来,以虚证居多,但亦可因虚致实而出现虚实夹杂之证,理应详辨。

(二)治疗原则

实证以清泄为主,分别采用清心安神、交通心肾、清热利湿等法;虚证以补肾固精为主,分别采用补益脾肾、滋阴补肾、温补肾阳、补肾固涩等法。治疗遗精切忌一味采用温补固涩一种疗法。

(三)分证论治

1.心火过旺证

症舌脉:少寐多梦,梦则遗精,心中烦热,心悸怔忡,健忘头晕,精神不振,小便短赤,舌尖红,脉数。

病机分析:心有妄想,所欲不遂,心火内盛,引动相火,扰动精室,使肾失封藏,故梦则遗精;神不守舍,则少寐多梦,心中烦热;火热耗伤心血,血虚不能养心,则心悸怔忡健忘,不能上奉于脑则头晕,精神不振,不能补充肌体则体倦乏力;小便短赤为心火下移小肠所致;心主血脉,开窍于舌,心火旺则舌尖红,脉数。

治法:清心安神。

方药运用:

(1)常用方:黄连清心饮加减。药用黄连、莲子、灯心草、生地黄、当归、酸枣仁、茯神、制远志、石菖蒲、炙甘草。

方中黄连、莲子、灯心草专清心泻火,为君药;当归、生地黄滋阴养血,酸枣仁、茯神、制远志、石菖蒲养心安神,共为臣药;炙甘草调和诸药,为使药。

(2)加减:若心中烦热,心悸怔忡较重者,酌加合欢皮、夜交藤、龙骨、牡蛎、柏子仁等以养心镇静安神。

(3)临证参考:《景岳全书·杂证谟·遗精》说:"遗精之始,无不病由乎心……及其既病而求治,则尤当以持心为先,然后随证调理,自无不愈,使不知求本之道,全持药饵,而欲望成功者,盖亦几希矣。"说明对此类患者,除药物治疗外,更须注意调摄心神,使其排除杂念,清心寡欲。

2.心肾不交证

症舌脉:梦遗时作,虚烦不眠,心悸健忘,头晕耳鸣,神疲乏力,腰膝酸软,潮热盗汗,舌质红,脉细数。

病机分析:心火内动,扰动精室,故梦遗时作;神不守舍,则虚烦不眠;火旺耗伤心血,血不养心,则心悸健忘;血不外充肌体,则神疲乏力;火盛败阴,肾精不足,不能上充于脑,则头晕耳鸣;肾主骨生髓,肾精不足,则腰膝酸软;阴虚生内热,则潮热盗汗,舌红,脉细数。

治法:清热滋阴,交通心肾。

方药运用:

(1)常用方:三才封髓丹加减。药用天冬、生地黄、玄参、黄连、灯心草、丹皮、黄柏、酸枣仁、石菖蒲、炙甘草。

本证主要病机为肾阴不足,心火亢盛,故治应滋肾阴而清心火。方中天冬、生地黄、玄参滋阴生津以壮水,黄连、灯心草入心经,清心以制火,共为君药;黄柏清泄下焦虚热,丹皮凉血活血,酸枣仁、石菖蒲养心安神通窍,交通心肾,共为臣药;炙甘草调和药性,为佐使药。

(2)加减:若心肾不交,火灼心阴者,可用天王补心丹加石菖蒲、莲子以滋阴安神;若久遗伤肾,阴虚火旺者,可用知柏地黄丸或大补阴丸以滋阴泻火。

(3)临证参考:心肾不交多因心火亢盛、心肾阴亏引起,临证时必须辨明心火亢盛和肾阴亏损的孰轻孰重,才可决定以清心火为主还是以滋肾阴为主。

3.湿热下注证

症舌脉:遗精频作,甚则尿时流精,口干口苦,小便热赤不爽,舌质红,苔黄腻,脉濡数。

病机分析:湿热下注,扰动精室,则遗精频作,甚则尿时流精;湿热下注于膀胱,则小便热赤不爽;热盛于内则口干口苦;舌质红,苔黄腻,脉濡数亦为湿热内蕴之象。

治法:清热利湿。

方药运用：

（1）常用方：程氏萆薢分清饮加减。药用萆薢、黄柏、茯苓、车前子、滑石、菖蒲、白术、丹参、莲子心、栀子、食盐。

方中萆薢、石菖蒲祛湿化湿利窍，白术健脾利湿，黄柏清利下焦湿热，茯苓、车前子、滑石清利湿热，使湿热从小便而出，诸药共奏清热利湿之效，为君药；臣以莲子心、栀子清心泻火，丹参养心安神；食盐引药入肾，为使药。

（2）加减：若湿热流注肝经者，宜苦泄厥阴，可用龙胆泻肝汤以清利肝胆湿热；若因脾乏升清而致湿注于下，与下焦相火蕴结所致者，宜升清化湿，可用苍白二陈汤加黄柏、升麻、柴胡。

（3）临证参考：本型遗精系湿热下注，疏泄失常引起，故治疗时不可早投固涩之品。另湿热多因于脾胃失运，治要健脾升清，才能化湿泄浊，所谓"治中焦以睿其源，利湿热以分其流"，不可过用苦寒碍胃之品。本证久遗，亦可致耗伤肾精，形成阴虚夹湿热，虚实掺杂，又应标本兼顾，精于调理，方能奏效。

4.劳伤心脾证

症舌脉：劳则遗精，心悸失眠，多梦健忘，面色萎黄，四肢困倦，食少便溏，舌淡苔薄，脉弱。

病机分析：过劳则更伤中气，气虚则中气下陷，气不摄精，故劳则遗精；心血不足，心神失养，则心悸失眠，多梦健忘；脾胃虚弱，气血生化乏源.则面色萎黄，四肢困倦，食少便溏；舌淡，苔薄，脉弱亦为气血两虚之象。

治法：调补心脾，益气摄精。

方药运用：

（1）常用方：妙香散加减。药用人参、黄芪、山药、茯苓、远志、朱砂、木香、桔梗、甘草。

方中人参、黄芪大补元气，益气生精，升阳举陷，为君药；山药、茯苓健脾和中，助气血生化之源，辅助君药益气生精，是为臣药；远志、朱砂养心调神，木香调理脾胃气机，使补而不滞，桔梗顺脾气主升之性，升清举陷，共为佐药；甘草调和药性，又能健脾益气，为使药。

（2）加减：若遗精频作不愈，伤及肾元，成为脾肾两亏，此时就要兼治下焦，化湿升清，补肾固本，可加入菟丝子、山萸肉等，不可单用补益心脾之法；若中气不升，兼有头晕目眩，可改用补中益气汤，以升提中气。

（3）临证参考：本型多因思虑伤脾，积劳损气，令心脾气虚，更遇劳伤则气虚更甚，清阳下陷，气不摄精，非清降收涩所能收效，必须益气升清。部分患者，心脾气虚,营血不足,亦可出现心神浮越,心火不宁之证,但其病机与阴虚火旺有别,不可妄用清心降火,应重在养血煦脾,以裕心血而安神明。

5.肾气不固证

症舌脉:遗精频作,头晕耳鸣,神疲健忘,腰膝酸软,面白少华,舌质淡,苔薄白,脉沉细无力。

病机分析:肾气不足,封藏失司,故遗精频作;肾精不足,不能上充于脑,则见头晕耳鸣,健忘神疲;肾主骨生髓,肾亏则腰膝酸软;精血同源,肾精不足,气血亏虚,不能上充于面,则面色少华;舌淡,苔白,脉沉细无力亦为肾气不足、气血亏虚之象。

治法:补肾固精。

方药运用:

(1)常用方:秘精丸加减。药用菟丝子、山萸肉、韭菜子、熟地黄、龙骨、牡蛎、五味子、桑螵蛸、白石脂、炙甘草。

方中菟丝子、山萸肉补肾填精固涩,是为君药;韭菜子补肾助阳,熟地黄补肾滋阴,助君药补肾填精,为臣药;龙骨、牡蛎、五味子、桑螵蛸、白石脂均能固肾涩精止遗,为佐药;炙甘草调和药性,为使药。

(2)加减:若滑精频繁者,加芡实、金樱子,或合金锁固精丸、水陆二仙丹;若肾气虚已发展为肾阳虚,可选用右归丸加减,药用熟地黄、山萸肉、山药、枸杞子、当归、菟丝子、杜仲、仙茅、淫羊藿、芡实、刺猬皮;若见肾阴不足,则可用六味地黄丸或左归饮或左归丸加减;若病由心肾不交发展而来者,在补肾固精基础上佐以宁心安神之品,如茯神、酸枣仁、合欢皮、夜交藤等。

(3)临证参考:一是本型多属久遗成虚或先天禀赋不足,特点在于肾虚滑脱,治应补肾益精为本,更须秘固下元,以节其流。但要看到本类肾虚多由心肾不交,阴虚火旺,湿热下注,久遗成虚,或脾肾两亏,气不摄精发展而成,治疗不能单独补肾,要结合交通心肾,滋阴泻火,清利湿热,益气升清等法,灵活施治。特别是对于湿热下注发展而来者不能早施固涩,要予泄热分利。二是久病肾亏,阴阳两虚,宜阴中求阳,阳中求阴,不能一味滋阴,或一味温阳,应避免刚燥而采取温润。三是脾肾两亏者,要注意健运脾土以资养肾精,一概滋补,便成碍滞。

(四)其他疗法

1.中成药

(1)强肾片:每次 4～6 片,每日 3 次,1 个月为 1 个疗程。补肾填精,益气壮阳,扶正固本,用于肾虚型遗精。

(2)肾宝:每次 4 粒,每日 3 次。温阳补肾,安神固精,适于肾阳不足型遗精。

2.单验方

(1)刺猬皮,瓦上焙干,研为细末,每晚服2～3g。

(2)韭菜子,每晚吞服20～30粒,淡盐水下。适用于肾气亏虚滑泄者。

3.针灸

针刺气海、关元、三阴交、肾俞穴。虚证者可灸。

第四节　腰痛

一、定义

腰痛是指由外感、内伤或外伤等致病因素,导致腰部经络气血运行不畅,或腰部失于精血濡养,使腰之一侧或两侧出现疼痛为主症的病证。

二、病因病机

腰为肾之府,乃肾之精气所溉之域,与膀胱相表里,足太阳膀胱经循行于此,且任、督、冲、带等诸经脉络脉亦布其间,故无论内伤、外感或外伤等,伤及于肾或痹阻肾之经络,均可发生腰痛。如《杂病源流犀烛·腰脐病源流》指出:"腰痛,精气虚而邪客病也。"

(一)病因

1.感受外邪

风、寒、湿、热是外感腰痛的致病因素。但因湿性重浊、黏滞,最易痹着腰部,所以外感总离不开湿邪为患。或劳力汗出,湿衣裹身,或久卧冷湿之地,或涉水冒雨,或当风受寒,或夏月感受湿热之邪,或寒湿之邪蕴久化热转成湿热,诸邪留于腰府经络,均可阻滞经络气血,气血运行不畅而发为腰痛。

2.劳累外伤

劳累过度,跌仆损伤,腰部用力不当,损伤腰肌、脊柱,均可使腰府经络气血运行不畅,气滞血瘀而发为腰痛。如《金匮翼·腰痛》言:"盖腰者一身之要,屈伸俯仰,无不为之,若一有损伤,则血脉凝涩,经络壅滞。"

3.肾亏体虚

先天禀赋不足,加之劳累太过,或久病体虚,或年老体衰,或房室不节,或气郁化火,耗伤真阴,以致肾精亏损,无以濡养腰府筋脉而发生腰痛。如《景岳全书·腰痛》言:"腰痛之虚证十居八九,但察其既无表邪又无湿热,而或以年衰,或以劳苦,或以酒色所伤,或七情忧郁所致者,则悉属真阴虚证。"

此外,风、寒、湿、热外邪侵袭及外伤、劳累等,均可在肾虚的基础上诱发或加重本病。

(二)病机

1.发病

外感腰痛和跌仆挫伤腰痛发病较急,内伤腰痛发病缓慢。

2.病位

本病病位在肾及腰部经络。大抵外感多在经络,内伤以肾为主,但涉及脾、肝等脏。

3.病性

本虚标实,虚实夹杂为本病的特点。本虚是肾虚为主,涉及脾肝;标实常是风寒、风热、风湿、寒湿、湿热、瘀血、气滞等相因为患。

4.病势

外感及外伤腰痛以邪实为主,病位较浅,在经在络,继则入血伤正,进而入肾,使病机复杂,病性由实转虚,逐渐加重。内伤腰痛病位较深,病在于脏,以肾为主,亦可影响到腰部经络,病由内而外,呈虚证或因虚致实而形成的虚实夹杂之证。

5.病机转化

外感腰痛,初起以风寒、风热、风湿、寒湿、湿热之邪为主,经络受邪,阻滞气机运行,继可入血,产生气滞血瘀,进而伤正入脏。寒湿之邪,可损伤肾阳,湿热之邪可损伤肾阴,肾阳肾阴不足,又易导致外邪入侵肾之经络。内伤腰痛以肾精亏虚为主,肾阳虚不能温煦脾土以行水,导致脾肾阳虚;肾阴虚不能涵养肝木,导致肝肾阴虚;进而致肝脾肾俱败,病机复杂,病情缠绵难愈。

三、诊断与鉴别诊断

(一)诊断依据

1.急性腰痛

病程较短,轻微活动即可引起一侧或两侧腰部疼痛加重,脊柱两旁常有明显的按压痛。

2.慢性腰痛

病程较长,缠绵难愈,腰部多隐痛或酸痛。常因体位不当,劳累过度,天气变化等因素而加重。

(二)鉴别诊断

1.痹病

痹病患者可出现腰痛,但以肢体关节疼痛为主要表现。而腰痛患者以腰痛为主要表现,可无肢体关节疼痛。

2.淋病

石淋、热淋、血淋等患者,有时腰痛剧烈,但多伴有小便频数、短涩、滴沥、刺痛,腰痛患者多无此症。

四、辨证论治

(一)辨证要点

腰痛辨证,宜分辨表里虚实寒热,正如《景岳全书·杂证谟·腰痛》说:"盖此证有表里虚实寒热之异,知斯六者,庶乎尽矣,而治之亦无难也。"大抵感受外邪或跌仆扭伤,其证多属表、属实,发病急骤;由肾精亏损所致者,其证多属内、属虚,常见慢性反复发作,客邪久羁,损伤肾气,或肾气久亏,卫阳不足,新感淫邪,或因虚致痰浊瘀血内停,均为本虚标实,虚实夹杂之证。临证当细审邪正之主次轻重。

(二)治疗原则

内伤腰痛以肾虚为本,风、寒、湿、热、气滞、血瘀、痰浊为腰痛之标;病初多实,久病多虚。实者泻之,当分辨邪之不同,分别采用祛风、散寒、除湿、清热、行气、活血、涤痰之法以祛邪通络;虚者补之,宜补益肾精,填髓壮骨;本虚标实,虚实夹杂者宜分清标本虚实的主次,标本兼顾。实证经治邪去,又当酌以补肾,方可巩固疗效。

(三)应急措施

腰痛多以外伤急发剧烈疼痛,为缓解疼痛可采用下列方法:

(1)针刺殷门、人中、委中、承山、阿是穴,强刺激,留针 15～20min。

(2)耳针腰椎、腰痛点、骶椎。

(3)服云南白药、三七伤药片或跌打丸。

(4)土鳖虫,焙黄研末,每服 3g,每日 2 次,黄柏煎水冲服。

(5)七厘散或冬乐膏等外敷或外贴。

(四)分证论治

1.寒湿痹阻证

症舌脉:腰部冷痛重着,转侧不利,逐渐加重,静卧痛不减,阴雨天则加重,苔白腻,脉沉而迟缓。

病机分析:寒湿之邪,侵袭腰部,痹阻经络时,因寒性收引,湿性凝滞,故腰部冷痛重着,转侧不利;湿为阴邪,得阳运始化,静卧则湿邪更易停滞,故虽卧疼痛不减;阴雨寒冷天气则寒湿更甚,故疼痛加剧;苔白腻,脉沉而迟缓,均为寒湿停聚之象。

治法:祛寒除湿,温通经络。

方药运用：

(1)常用方：甘姜苓术汤加减。药用干姜、茯苓、炒白术、狗脊、骨碎补、汉防己、炙甘草。

本证病机为寒湿停聚，治宜祛寒除湿治其本。方中干姜、茯苓、炒白术温脾散寒胜湿，脾主肌肉，司运化水湿，脾阳不振，则寒湿留着腰部肌肉，故用暖土胜湿法，使寒去湿化，诸症自解，故为君药；狗脊、骨碎补补肾强腰，除湿壮骨，汉防己温经散寒通络，共为臣药；炙甘草缓中补脾，与干姜辛甘化阳，有利脾阳健运，又可调和诸药，故为佐使药。

(2)加减：寒邪偏胜，则冷痛为主，拘急不舒，可加附子、细辛以温肾祛寒；若湿邪偏胜则痛而沉重为著，苔厚腻，可加苍术、薏苡仁、川乌燥湿散邪；若冷痹日久入络者，可加白花蛇、乌梢蛇、千年健疏通经络，强腰壮肾；若腰痛左右不定，牵引两足，或连肩背，或关节游痛，是兼有风邪，宜合独活寄生汤加减，以祛风活络，补益肝肾；若寒湿之邪，伤及阳气，而兼见腰膝酸软，脉沉无力等症，宜兼补肾阳，酌加菟丝子、补骨脂，以助温阳散寒。

(3)临证参考：关于寒湿腰痛的治疗，《症因脉治》认为，太阳寒湿应用羌活败毒散加苍术；少阴寒湿应用独活苍术汤；少阳寒湿应用柴胡苍术汤；厥阴寒湿应用四逆汤加柴胡、独活；阳明寒湿应用苍术白芷汤；太阴寒湿应用《济生》术附汤、渗湿汤。对湿重者，治不效可用五苓散从分利小便治疗。

2.湿热阻滞证

症舌脉：腰痛重着而热，热天或雨天疼痛加重，活动后或可减轻，口干口渴，苔黄腻，脉濡数。

病机分析：湿热壅滞于腰部，阻滞经络气血运行，经气不通故腰痛重着而热；热天或雨天热重湿增，故疼痛加重；活动后气机有舒展，湿滞得减，故痛或可减轻；热盛伤津故口干口渴；苔黄腻，脉濡数均为湿热内蕴之象。

治法：祛湿清热，舒筋止痛。

方药运用：

(1)常用方：四妙丸加减。药用草薢、黄柏、苍术、薏苡仁、汉防己、牛膝、当归、炙甘草。

本证病机主要为湿热下注，痹阻腰部脉络而成，治当清利下焦湿热。方中草薢、黄柏清利下焦湿热，为君药；苍术健脾燥湿，薏苡仁除湿和中，助君药清热利湿之功，为臣药；汉防己清热除湿，疏通经脉，牛膝强腰补肾，当归活血通络以止痛，共为佐药；甘草调和药性，为使药。

（2）加减：若腰痛重者，可加木瓜、络石藤以加强舒筋通络止痛之功；若舌红，口渴溲赤，脉弦数为热象偏重，可酌加栀子、泽泻以助清利湿热；若兼有外邪身痛，发热者，可加柴胡、防风、独活、羌活以疏散表邪；若兼有膀胱湿热者，可加猪苓、茯苓、泽泻、车前草以清热利湿，通利小便；若热盛伤阴，兼见腰酸咽干，手足心热，当佐以滋补肾阴之品，但要注意选用滋阴而不恋湿的药物，如女贞子、旱莲草等。

（3）临证参考：湿热之邪，难以清除，延绵难愈，久留于体内，易伤其阴而导致阴虚夹湿，用药宜权衡，需注意滋阴而不助湿，除湿而不伤阴，不可急于求功。

3.瘀血腰痛证

症舌脉：腰痛如刺，痛有定处，日轻夜重。轻者俯仰不便，重则不能转侧，痛处拒按，舌质黯紫，或有瘀斑，脉涩。部分患者有外伤史。

病机分析：瘀血阻滞经脉，以致气血不能通畅，故腰痛如刺，而痛有定处，按之则痛甚；血属阴，故日轻夜重；舌紫黯，或有瘀斑，脉涩亦为瘀血内停之象。

治法：活血化瘀，通络止痛。

方药运用：

（1）常用方：身痛逐瘀汤加减。药用当归、川芎、五灵脂、桃仁、红花、没药、地龙、牛膝、香附、炙甘草。

本证由于瘀血阻滞，脉络不通则痛，故当活血化瘀治其本。方中当归、川芎、五灵脂、桃仁、红花、没药活血祛瘀，通络止痛，共为君药；地龙搜剔经络瘀血而通血脉，牛膝强腰补肾，香附调畅气机，取气为血帅，气行则血行之意，共为臣药；甘草调和诸药，为使药。

（2）加减：腰痛引胁者，加柴胡、郁金；瘀血明显，腰痛入夜更甚者，加全蝎、蜈蚣、白花蛇等虫类药以通络止痛。

（3）临证参考：瘀血腰痛，因外伤跌仆扭伤所致，重在活血通络止痛；久病入络者，宜在活血化瘀基础上治疗原发病。

4.气滞腰痛证

症舌脉：腰痛连胁，腹胀善太息，因情志不遂腰痛加重，痛引少腹，舌黯苔薄白，脉弦。

病机分析：肝气不舒，气滞腰胁，故腰痛连胁，腹胀善太息，因情志不遂而腰痛加重；少腹属肝经所过之处，郁怒伤肝，诸筋纵弛，故痛引少腹；舌黯，苔薄白，脉弦亦为肝气不舒之象。

治法：疏肝理气，补肾通络。

方药运用：

（1）常用方：沉香降气汤加减。药用沉香、制香附、郁金、川楝子、枸杞子、延胡索、砂仁、炙甘草。

肝气郁结，下焦气机不畅，经络气滞不通而成本证，治当调畅下焦气机，通络止痛。方中沉香主降，调畅下焦气机而止痛，为君药；香附、郁金、川楝子舒肝理气解郁，调畅三焦气机，为臣药；枸杞子补肾以养肝血，使肝能体阴而用阳，延胡索行气活血止痛，砂仁降逆和中，共为佐药；炙甘草调和药性，为使药。

（2）加减：腹胀者，加枳壳、厚朴；呕恶痰多者，加半夏、陈皮、茯苓；口干口苦者，加栀子、黄芩；食滞不化者，加鸡内金、神曲。

（3）临证参考：本证腰痛多因肝郁气滞，或肝郁脾虚胁痛而牵引至腰部，治疗当以疏理肝气为主要环节。

5.脾虚腰痛证

症舌脉：腰痛日久，肢体沉重，面色不华，食少便溏，舌苔白腻，脉滑或濡。

病机分析：脾虚水谷运化失司，则聚湿生痰，痰湿阻滞腰部气血，气血运行不畅可发腰痛；痰湿泛滥于肢体，则肢体沉重；脾虚中焦化源不足，气血日薄则面色不华；食少便溏，舌苔白腻，脉滑或濡亦为脾虚水湿不化之象。

治法：益气健脾，利湿补肾。

方药运用：

（1）常用方：防己黄芪汤加减。药用防己、黄芪、炒白术、茯苓、苍术、狗脊、牛膝、生姜、大枣、炙甘草。

方中防己祛风行水，黄芪益气固表，且能行水消肿，两药相伍，扶正祛邪之力更强，共为君药；臣以白术、茯苓、苍术健脾益气燥湿，狗脊、牛膝补益肾气，强壮筋骨；生姜、大枣补益脾胃，调和营卫，炙甘草培土和中，调和诸药，共为佐使药。

（2）加减：脾虚湿甚，可用实脾饮；呕恶者，加半夏、生姜；湿滞不化腹胀者，加草果、槟榔。

（3）临证参考：脾虚日久多易损及肾阳而导致肾阳不足，可酌加温肾阳而利小便之药。

6.肾虚腰痛证

症舌脉：腰痛以酸软为主，喜按喜揉，腰膝无力，遇劳更甚，卧则减轻，常反复发作。偏阳虚者，则少腹拘急，面色㿠白，手足不温，少气乏力，舌淡，脉沉细；偏阴虚者，则心烦失眠，口燥咽干，面色潮红，手足心热，舌红少苔，脉细数。

病机分析：腰为肾府，肾主骨生髓，肾之精气亏虚则腰脊失养，故酸软无力，其痛绵绵,喜按喜揉,均是虚证所见;劳则气耗,故遇劳更甚,卧则减轻;阳虚不能煦筋,则少腹拘急,四肢不得温养,故手足不温;面色㿠白,舌淡脉沉细皆为阳虚有寒之象;阴虚则阴不敛阳,虚火上炎故心烦失眠,口燥咽干,手足心热;舌红少苔脉细数均为阴虚有热之象。

治法:偏阳虚者,温肾助阳;偏阴虚者,滋阴补肾。

方药运用:

(1)常用方

1)偏肾阳虚者用右归丸加减。药用肉桂、熟附片、鹿角胶、杜仲、菟丝子、枸杞子、熟地黄、山萸肉、山药、炙甘草。

方中肉桂、附片温肾散寒,补肾助阳,杜仲、菟丝子壮肾阳,强筋骨,鹿角胶温阳补髓,共为君药;枸杞子、熟地黄、山萸肉、山药滋阴补肾,以阴中求阳,共为臣药;炙甘草调和药性,为使药。

2)偏肾阴虚者用左归丸加减。药用龟甲胶、熟地黄、山萸肉、鹿角胶、枸杞子、山药、菟丝子、牛膝。

方中熟地、山萸肉、山药、枸杞子补肾滋阴填精,龟甲胶、鹿角胶阴阳相合峻补精血,为君药;臣以牛膝补肾强壮筋骨,菟丝子温肾助阳,又体现了阳中求阴之意。

(2)加减:肾阳虚大便不实者,加党参、白术、苍术、车前子;肾阴虚五心烦热者,加丹皮、地骨皮。

(3)临证参考:肾虚腰痛多为其他疾病引起肾阳虚或肾阴虚所致,因此在治疗上需考虑其他疾病的变化进行论治。

(五)其他疗法

1.中成药

(1)跌打丸:每次1丸,每日2次。活血散瘀,消肿止血。适用于跌仆损伤,瘀血阻滞之腰痛。

(2)三七伤药片:每次3片,每日3次。舒筋活血,散瘀止痛。适用于瘀血腰痛。

(3)健肾壮腰丸:每次1丸,每日2次。健肾壮腰。适用于肾虚腰痛。

(4)健步壮骨丸:每次1丸,每日2次。补益肝肾,祛风散寒,除湿通络。适用于肾虚腰痛。

2.食疗

(1)滋肾养肝汤:西洋参6g,北沙参20g,枸杞子20g,黄精15g,百合15g,冬虫夏草6g,加水鱼250g,生姜4片,加水煲汤3h,每日1次。适用于肝肾不足腰痛。

(2)强筋壮骨汤:海马 8g,蛤蚧 1 对,鹿筋 10g,杜仲 15g,续断 10g,核桃仁 15g,大枣 30g。加猪脊骨 750g、田鸡 200g、生姜 4 片,用水煲汤 3h,每日 1 次。适用于肾亏腰痛。

(3)用猪腰 1 只,加青盐少许,煮烂,喝汤吃腰子。适用于肾虚腰痛。

(4)虎杖根 500g,白酒 1500g,浸泡 1～3 周,适量饮服,每日 2～3 次。适用于风湿、血瘀腰痛。

3.局部用药

(1)冬乐膏:外贴患处。适用于外伤性腰痛。

(2)寒痛乐:熨患处。适用于风寒湿腰痛。

(3)伤湿止痛膏:外贴患处。适用于寒湿腰痛。

(4)用肉桂、川乌、草乌、吴茱萸、生姜、花椒等,研末炒热用绢布包裹,熨痛处。适用于寒湿腰痛及阳虚腰痛。

4.针灸

(1)各种原因所致之腰痛均可针大椎、肾俞、承山、殷门、委中穴;寒湿、湿热者,配足三里、三阴交穴;脾虚者,配脾俞、足三里穴;肝郁者,配期门、行间穴;瘀血者,配血海、人中穴。

(2)肾阳虚、脾虚、寒湿者,可用艾卷隔姜灸肾俞、三阴交、脾俞、足三里等穴。

(3)耳针可选腰、背、肾上腺、内分泌等。

(4)火罐疗法适用于寒湿、脾虚、肾虚所致腰痛。

5.按摩

先按痛处,后按周围穴位如肾俞、环跳、承山。急性外伤者暂不宜按摩。

6.穴位注射

痛点处穴位注射维生素 B_{12}、野木瓜注射液。

第六章　气血津液病症

第一节　郁证

一、定义

郁病是以性情抑郁,多愁善虑,易怒欲哭,心疑恐惧及失眠,胸胁胀闷或痛,咽中如有异物梗塞等表现为特征的一类疾病。由于七情所伤,或素体虚弱致肝失疏泄,脾失运化,心失所养,五脏气机失和,渐致脏腑气血阴阳失调而形成。

二、病因病机

(一)病因

五志过极,七情内伤为郁病主要原因,素体虚弱或性格内向、肝气易结者为郁病发生的体质因素。忧思郁怒、精神紧张、过度思虑、悲哀愁忧等情志刺激,均可使肝气郁结,脾失健运,心神受损,渐至脏腑气血阴阳失调而成郁病。

(二)病机

1.发病

郁病起病可急可缓。情志刺激突然而强烈,至肝气骤结,则起病较急;情志所伤相对和缓,如忧愁思虑日久致郁,则起病较缓。

2.病位

以肝、心、脾为主。

3.病性

初病多实,渐至虚实夹杂,久则以虚为主,虚中夹实。

4.病势

始病以气机郁结为主;进一步可兼见血瘀、痰阻、湿郁、食滞、火郁等;终可伤及脏腑,致气血阴阳虚弱,以肝心脾虚为常见。

5.病机转化

郁病初起常是以七情所伤致肝失条达,疏泄失司,气郁气滞为主要病机。肝体阴用阳,内寄相火,气郁日久化热化火可致肝经气机郁滞,火热内郁或郁火上逆,燔灼三焦,火热伤阴耗血可致阴血亏虚或阴虚火旺之候;郁火迫逆,血络受损,还可致热迫血行诸症;肝藏血,主疏泄,肝郁气滞,血行不畅可致血瘀证;女子以肝为先天,肝郁气滞血瘀,水津运行不畅,可兼见月经不调、不孕,经前、经期水肿等症;肝气郁滞,横逆克犯脾胃,或致脾胃升降失常,运化失司之木旺克土证;肝郁化火,上逆犯肺,致肺失肃降,木火刑金之木反侮金证;思虑劳倦伤脾,肝郁伤及脾胃,气机升降失常,受纳消磨水谷乏力,食滞不化可致食郁;水湿津液失于运化敷布则成湿郁;湿聚为痰,又致痰郁。痰、湿、食困脾,重伤脾气,气虚不运,中焦气机失和失畅,脾气不升,胃气不降又可致肝失疏泄条达,出现所谓土壅木郁,土虚木郁,木不疏土之证。脾胃运化失司,气血生化乏源,日久可致心脾两虚之证。肝郁日久化火伤阴耗血,脾生化气血功能失健,阴血亏损可致营血不足,心神失养之郁证。阴血虚少,肝体失柔可致肝阴亏虚,肝阳偏亢之证。

三、诊断与鉴别诊断

(一)诊断依据

按照国家中医药管理局发布的中华人民共和国中医药行业标准《中医病证诊断疗效标准》对本病进行诊断。

(1)抑郁不畅,精神不振,胸闷胁胀,善太息;或不思饮食,失眠多梦,易怒善哭等。

(2)有郁怒、多虑、悲哀、忧愁等情志所伤史。

(3)经各系统检查和实验室检查可排除器质性疾病。

(4)应与癫病、狂病鉴别。

(二)鉴别诊断

1.癫狂

郁病中忧郁伤神一证,有精神恍惚、悲忧善哭、喜怒无常等表现,即张仲景所谓之脏躁,应与癫狂相鉴别。二者在年龄、性别及病发情况等方面均不相同。癫狂多发于青壮年,发病率与性别无明显关系,病程迁延,病证难愈,常不能自行缓解;脏躁多见于中年妇女,常因精神刺激而呈间歇性发作,不发作时如同常人。

2.阴虚喉痹

郁病中气滞痰郁引起的梅核气,其表现是咽中如有异物梗塞,应与阴虚喉痹鉴别。阴虚喉痹多见于中青年男性,常因外感、吸烟等因素而发,咽部除有异物感外,还有咽燥咽痒或咳出藕粉样痰块等症,症状与情志无明显关系;梅核气多见于中青年女性,自觉咽中似有物梗塞,但无咽痛、吞咽困难等症,情志因素既是病因又可影响自觉症状的增减。

3.噎膈

噎膈多发于老年男性,咽喉梗阻常与进食关系密切,病情日甚,终可至水米不入,与郁病不难鉴别。辅助检查有助于明确诊断。

四、辨证论治

(一)辨证要点

1.辨病位

辨别受病脏腑之标本主次。郁病见精神抑郁,胸胁不舒,喜叹息者,病位主要在肝;若兼愁思忧虑,不思饮食,神疲乏力,则病位在脾;若症见心悸胆怯,坐立不安,食少甘味,烦闷难眠,则病位在肝与心,以心为主。

2.辨病性

若症见胁痛胸闷善叹息,甚则嗳气,腹胀气攻者,病变以气滞为主;面色黧黑阴郁,胁部刺痛且固定不移,舌紫黯或有瘀斑者,属血瘀内阻;若症见烦躁易怒,口干苦,或目赤者,病性属火;若症见头昏沉思睡,胸闷痞塞,身重懒言者,病性属痰湿。上述诸证均属实证。而筋惕肉瞤、头晕目干、神疲健忘、神形恍惚诸症,病性属阴血虚;若症见忧思多虑,气短懒言,食欲不振,少寐健忘,或心悸胆怯等,则病性属气虚、血虚。

(二)治疗原则

郁病病机主要为气机郁滞,治疗当以疏通气机为主。根据受病脏腑虚实,或祛实或补虚,或调和升降气机等,皆为疏通气机之法,非疏肝解郁一法可总括。注重精神心理疗法。用药勿过辛苦燥,以免伤阴耗气。

(三)分证论治

1.肝气郁结证

症舌脉:精神抑郁,情绪不宁,喜太息,或胸闷胁痛,女子月事不调,经前乳胀,或脘腹胀痛及两胁,吞酸嗳气,或脘腹痞胀,不思饮食,肠鸣,大便不调,苔薄腻,脉弦。

病机分析:肝主疏泄,喜条达而恶抑郁,情志内伤,肝失疏泄,故悒郁不畅,情绪不宁,喜太息;肝之经脉布两胁,过膈抵少腹,会冲任,故肝气郁滞,经脉气机不畅,可见胸胁满闷疼痛,痛处不安,女子月事不调或经前乳胀;肝郁乘脾,可见脾失健运、升清之纳呆、脘腹痞胀、头晕目眩、肠鸣、大便不调等症；肝郁横逆犯胃可见胃失和降之脘腹胀满牵及两胁、吞酸嗳气、不思饮食等症；苔薄腻、脉弦为肝气郁结之征。

治法：疏肝解郁，理气和中。

方药运用：

(1)常用方：柴胡疏肝散加减。药用柴胡、枳壳、川芎、制香附、陈皮、生白芍、甘草。

方中柴胡疏肝解郁，枳壳行气消滞，二者合用一升一降，调畅气机，用以为君；川芎、香附行血理气，通畅气血，陈皮醒脾和胃，理气舒郁，用以为臣；芍药柔肝敛阴，甘草和中益气，二者合用可调和肝脾，缓急止痛，共为佐使药。方中芍药酸敛柔肝之性可抑制诸气药之燥散，使之理气而不耗气，温通而不过燥。诸药配伍，升降同用，刚柔并济，相得益彰，共奏疏解肝郁、和中理气之功效。

(2)加减：胁肋胀痛较甚者，可加郁金、川楝子、延胡索、佛手；吞酸烧心较重者，可加吴茱萸、黄连；脘腹痞胀，肠鸣者，可加炒白术、茯苓；食滞腹胀者，可加神曲、山楂、炒麦芽等；女子月事不调，舌黯，脉弦涩者，可加当归、桃仁、红花；经前乳胀可加当归、橘叶。

(3)临证参考：肝郁证用药宜遵循《素问·脏气法时论》"辛以散之，甘以缓之，酸以收之"之法则，注意理气而不耗气，不耗伤肝之阴血。

肝气郁结，除本经自病或肝郁乘脾犯胃证外，临床尤需注意鉴别因郁致实或致虚，以及因实致郁、因虚致郁的不同。

对于肝郁致脾胃运化升降失常，湿浊中阻为主，复致肝郁之土壅木郁证，当以治土壅为先。中焦气机调畅，肝气郁结自易解，常选解肝煎。对于肝郁脾虚之木郁土虚证，宜选疏肝健脾并用逍遥散。

对于中焦虚弱或肝气不足而致郁之土虚木郁，或木不疏土证，宜选用六君子汤加吴茱萸、白芍、木香，或小柴胡汤治疗。

2.气郁化火证

症舌脉：心烦急躁易怒，胸闷胁痛，口苦口干，或头痛、目赤、耳鸣，或头目眩晕，或胃脘灼痛，吞酸嘈杂，甚或咳嗽气逆，痰中带血，大便干燥，舌红苔黄，脉弦数。

病机分析：肝为风木之脏，内寄相火，肝郁气滞，易化热化火，甚则郁火上逆，燔灼三焦。肝气郁滞化热，气火内郁则可见胸胁满痛，急躁忧愤、口苦口干、小溲黄赤、头目眩晕等症；肝之郁火横逆犯胃，可见胃脘灼痛急迫，吞酸嘈杂；郁火上逆侮肺可致肺失清肃，甚至肺络灼伤之咳嗽咯血及气急气逆喘息之症；郁火上炎扰窍则头痛,目赤耳鸣;郁火燔灼伤津耗液,肠腑传化失司则便秘腹胀;舌红苔黄、脉弦数为肝郁化火之征。

治法:理气解郁,清肝泻火。

方药运用:

(1)常用方:丹栀逍遥散加减。药用柴胡、当归、生白芍、白术、茯苓、薄荷、生甘草、生姜、丹皮、栀子。

方中以辛微苦寒之柴胡为君,疏解肝郁,以遂肝木条达之性;当归、白芍补血和营,养肝柔肝,既补肝体又可调和肝之用,共为臣药;白术、茯苓健脾祛湿,培土益中,使生化有源,肝得所养,同时又有"见肝之病,当先实脾"之义,薄荷、生姜辛散气升,少量用之,既有助柴胡解散郁滞之用,又有"火郁发之"之功,丹皮、栀子清泻肝胆郁火并散瘀热,上药共用为佐;甘草调和诸药,用以为使。诸药合用,肝脾同调,气滞、郁火并治,可谓标本兼顾,相得益彰,实为治疗肝郁化火之良方。

(2)加减:若吞酸嘈杂,胃脘灼痛明显者,可加吴茱萸、黄连;热甚,口苦便秘者,可加龙胆草、生地、大黄;目赤、头痛者,加菊花、钩藤、天麻;咳逆、气急、咯血者,可加泻白散合黛蛤散。

(3)临证参考:肝郁化火常可犯胃致肝胃气火内郁之胃脘灼痛急迫、心烦、吞酸嘈杂、嗳气等症,临床宜选化肝煎合吴茱萸、黄连治疗。

关于气郁化火证,临床上包括肝郁化热、气火内郁与气郁化火、郁火上炎、燔灼三焦两个层次。丹栀逍遥散为治肝郁化热的方剂。至于气火内郁,是以内郁为主兼有火热郁结之证,最易耗伤阴液正气,因其郁火不外泄,而闭郁于里,内耗津液气血,故临床治疗特别要注意在疏肝、清肝的同时,不忘养肝护阴。柴胡调肝汤、化肝煎均可用于治疗气火内郁,其用药配伍之法正所谓苦辛酸以泄其热。

郁火上炎,燔灼三焦,治疗常选火郁汤、龙胆泻肝汤、泻青丸、当归龙荟丸等,体现了以苦寒折之,兼配辛散、疏肝、养肝之法;同时须依据病情兼夹,必要时配以清金、泻心、补气及重镇之品治疗。

气火内郁、气郁化火治疗,常中病即止或十去七八,即以六味地黄丸、滋水清肝饮之类调治。

3.气滞痰郁证

症舌脉:心绪不宁,胸部闷塞,胁肋胀满,咽中不适如有物梗塞,吞之不下,吐之不出,苔白腻、脉弦滑。

病机分析:由于气机郁闭,水湿失于运化输布,聚湿生痰,或气滞湿停,凝聚成痰,气滞痰郁交阻于胸中膈上,故致胸闷胁胀,咽中如有物阻,吞之不下,咯之不出之梅核气证产生;苔白腻、脉弦滑为气滞痰郁之征。

治法:理气开郁,化痰散结。

方药运用:

(1)常用方:半夏厚朴汤加减。药用半夏、厚朴、茯苓、生姜、紫苏。

方中用辛苦温之半夏、厚朴为君药,所谓辛以散结,苦以降逆,温以化痰,治痰气交阻,气郁痰凝;茯苓、生姜健脾和胃,化痰降逆,用以为臣药;紫苏辛香性温,宣通郁气,以助气行痰,用以为佐药。方中辛苦并施,散降同用,则痰气交结之势得散,逆上之势得降。

(2)加减:胸胁胀满甚者,可加青皮、枳壳、瓜蒌皮;食滞腹胀重者,可加砂仁、神曲、麦芽;兼见呕恶、口苦、苔黄而腻者,属痰郁化热,可于上方去厚朴、紫苏,加竹茹、枳实、黄芩、贝母、瓜蒌壳化痰和胃清热;若见胸中窒闷,喘息不得卧,咳逆咳痰者,属肝郁上逆,肺失肃降,胸阳不振,可于上方加枇杷叶、杏仁、瓜蒌皮、陈皮化痰理气,郁金、薤白宽胸散结,振奋胸阳。

(3)临证参考:本证主症即《医宗金鉴》中所称为"梅核气",临床亦可选用痰郁汤治疗。用药注意化痰而不伤正。气郁每多兼痰、湿、食郁并见,临证若气郁兼身重、脘闷痞胀、食后腹胀、苔腻等症,可选用解肝煎、湿郁汤、食郁汤化裁治疗。

4.气滞血瘀证

症舌脉:精神抑郁,性情急躁,胸胁胀痛,或呈刺痛且痛有定处,头痛,失眠健忘,或身体某部有发冷或发热感,舌质紫黯,或有瘀点、瘀斑,脉弦或涩。

病机分析:七情内伤,每多影响气血。气郁气结,故精神抑郁,性情急躁,胸胁胀痛;气病及血,血行不畅,气滞血瘀,见胸胁痛有定处,头痛;血滞不养心神而见失眠健忘;血瘀不能温煦机体,故局部发冷;倘瘀而发热则又可有发热感;舌质紫黯或有瘀点、瘀斑,脉弦或涩为气滞血瘀之征。

治法:行气活血,开郁化瘀。

方药运用:

(1)常用方:血府逐瘀汤加减。药用柴胡、枳壳、当归、川芎、桃仁、红花、赤芍、川牛膝、桔梗、生地。

方中柴胡、枳壳理气解郁,升降并用,调畅气机,当归、川芎活血养血,行血中滞气,以上共为君药;臣以桃仁、红花、牛膝、赤芍活血祛瘀,通利血脉之力更增,桔梗宣利肺气而通百脉,助柴胡、枳壳疏利气机之功,且柴胡、桔梗有上升之性,枳壳、牛膝有下行之功,四药使清阳得升,浊阴得降;生地养血凉血清热,合当归则养血扶正,配赤芍则凉血散瘀,清血分瘀热,用以为佐药。全方合用可行瘀导滞,解郁行气,活血而不耗血,活血散瘀而兼清瘀热。

(2)加减:若胀痛明显者,加香附、青皮、郁金;若纳差脘胀者,加山楂、神曲、陈皮;若略兼寒象者,加乌药、木香;兼有热象者,加丹皮、栀子;若兼气虚之象,可合补中益气汤加减。

(3)临证参考:气郁血滞兼有肠胃积食化热者,可选血郁汤治疗;气滞血瘀日久化热伤及阴血者,可选用四物化郁汤(四物汤加香附、青黛)。

本证因气病及血,气滞而血行失畅,一般宜活血而不宜破血。但若由抑郁转急躁,甚则烦乱狂躁,且易反复发作,素体不虚,易便秘者,可选用达营汤、桃核承气汤以攻下瘀血、气郁、热结,随后调和气血以善其后。

5.肝阴亏虚证

症舌脉:急躁易怒,眩晕耳鸣,目干畏光,视物模糊,或头痛且胀,面红目赤,或肢体麻木,筋惕肉瞤,舌干红,脉弦细或数。

病机分析:气滞日久,郁热伤阴或气血化生不足,致肝阴亏耗,肝阳偏亢易动,故急躁易怒,头晕耳鸣,或头痛且胀,面红目赤;肝阴不能上承睛目,故目干畏光,视物欠清;肝阴虚不能濡养筋脉,故可见肢体麻木,筋惕肉瞤;舌干红,脉弦细或数,为肝阴亏虚之征。

治法:滋阴疏肝。

方药运用:

(1)常用方:一贯煎加减。药用生地黄、沙参、麦冬、当归、枸杞子、山萸肉、川楝子。

本证乃肝郁日久化热,耗伤阴液所致。方中重用生地黄为君,以滋养阴血,补养肝肾;以沙参、麦冬、当归、枸杞子、山萸肉为臣,助君药滋养阴血以柔肝;少量川楝子疏肝理气为佐使药。全方共奏滋养阴血,柔肝疏肝之功。

(2)加减:若肝阳偏亢,肝风上扰症状明显者,可加钩藤、草决明、天麻等;若兼有急躁易怒、口苦口干、舌红苔黄等郁火之象者,可用滋水清肝饮治疗;若舌红而干,阴亏过甚者,加石斛;若有虚热或汗多者,加地骨皮;大便秘结者,加全瓜蒌。

(3)临证参考:郁病之虚证,多因气滞日久而致,或素虚又加情志所伤所致,治疗宜调养并用,疗程较长,难求速效。滋养肝肾,临床用药不宜过于滋腻,宜与柔肝疏肝之品并用。

6.脾胃气郁证

症舌脉:多思善虑,性情抑郁或烦躁易怒,少寐健忘,胸膈痞闷,脘腹胀痛,嗳腐吞酸,恶心呕吐,饮食不消,舌质红,苔白腻或黄腻,脉滑或濡滑。

病机分析:中焦之气失其冲和,升降失其常度,清阳不升,浊阴不降,影响神机出入,则见多思善虑,抑郁或烦躁,少寐健忘;脾郁不思饮食,胃郁不消水谷,而脾胃气郁又致血、痰、火、湿、食诸郁产生,故见胸膈痞闷、脘腹胀痛、嗳腐吞酸、恶心呕吐、饮食不消等表现;舌质红,苔白腻或黄腻,脉滑或濡滑等,均为气、痰、血、火等诸郁而致。

治法:行气解郁。

方药运用:

(1)常用方:越鞠丸加减。药用香附、苍术、川芎、神曲、栀子。

本证属脾胃气郁导致血、痰、火、湿、食诸郁而为。方中香附行气解郁,调理中焦气机,重用为君药;川芎活血祛瘀,以治血郁,栀子清热泻火,以治火郁,苍术燥湿运脾,治湿郁,神曲消食导滞,以治食郁,均为臣药。

(2)加减:若症见纳呆腹胀者,可酌加砂仁、佛手、焦山楂;若症见失眠、心悸、善忘者,可加生龙骨、生牡蛎、夜交藤等;若兼见头痛者,可加白芷;若兼见自汗躁热者,可加女贞子、旱莲草、浮小麦等。

(3)临证参考:气郁则湿聚痰生,若气机流畅,五郁得解,则痰郁随之而解,故上方中未专用化痰药。在临床应用越鞠丸时,须随诸郁的轻重不同,而变更其主药,并适当加味使用。

7.忧郁伤神证

症舌脉:情绪抑郁,心神惚恍,烦躁不宁,悲忧善哭,喜怒无常,时时欠伸,或手舞足蹈,骂詈号叫,或伴有面部及肢体痉挛、抽搐,舌质淡,苔薄白,脉弦细。

病机分析:情志过极,忧郁不解,肝气郁结,心之气血耗伤,以致心神失养,神不守舍,故心神恍惚,喜怒无常,手舞足蹈;肝郁筋脉不利,故可见面部、肢体挛搐;舌质淡、苔薄白、脉弦细为忧郁伤神之象。

治法:甘润缓急,养心安神。

方药运用:

(1)常用方:甘麦大枣汤加减。药用小麦、甘草、大枣。

甘麦大枣汤出自《金匮要略》,原为治疗妇人脏躁证。郁病之忧郁伤神证,与心肝阴血不足关系密切,病机与脏躁证大致相同。方中以小麦为君药,甘以调养心气,平补心阴而安神;以甘平性缓之甘草为臣,补脾气而养心;以甘温质润性缓之大枣为使,补益中气而健脾柔肝。三药合用补心脾,养肝血,方虽小而能养心安神,和中缓气,为调和阴阳气血,治忧郁伤神之效方。

(2)加减:心悸失眠、舌红少苔等心阴虚的症状较明显者,加百合、柏子仁、酸枣仁、茯神养心安神;肢体痉挛抽搐者,加钩藤、珍珠母、生地、木瓜养阴血以息风;大便干结属血少津亏者,加黑芝麻、生何首乌润燥通便;喘促气逆者,可用五磨饮子理气降逆。

(3)临证参考:甘麦大枣汤运用时多加用何首乌、芍药、紫石英等加强养阴安神、缓急之功的药物,且可根据病(情)人耐受情况,甘草、小麦均可用至20～30g。此外,结合暗示、诱导疗法和针刺治疗,常能解除症状。

(四)其他疗法

1.中成药

(1)加味逍遥丸:每服1袋,每日3次。用于肝郁血虚、肝脾不和引起的两胁胀痛。

(2)舒肝止痛丸:每服6g,每日2～3次。用于肝气郁结、肝胃不和之胁胀、脘闷嗳气或胁腹胀痛者。

(3)舒肝丸:每服1丸,每日2次。用于肝气郁滞之胸胁胀痛,胃脘疼痛,嘈杂呕吐。

(4)沉香舒气丸:每服1丸,每日2次。用于肝郁气滞所致之两胁胀满,脘腹胀疼,呕逆吞酸,倒饱嘈杂。

(5)平肝舒络丸:每服35粒,每日2次。用于肝郁气滞,经络不疏所致胸胁胀痛,肩背窜痛,手足麻木。

2.心理疗法

(1)移情疗法:通过对患者释疑、顺意、怡悦、暗示等,消除其焦虑紧张、忧郁等不良情绪。释疑法多采用假释的办法消除患者多疑情绪;顺意法用满足患者积虑日久的意愿来达到消除病因而祛病的目的;怡悦法是通过谈笑、欣赏音乐、书法、种花等方式来改善患者郁闷的心境;暗示法是通过语言、药物或非语言的手势、表情来改变患者不良情绪。

(2)以情胜情法:根据五志相胜的原理,采用悲哀、喜乐、惊恐、激怒等情绪刺激来纠正相应所胜的情绪,如怒伤肝,悲胜怒等。抑郁者可用喜胜忧的办法治疗。

(3)情境疗法:通过改变外界环境来达到改善、消除异常情绪变化的目的。抑郁情绪多采用清洁、热烈、欢快的环境治疗。

3.食疗方

(1)小麦60g(浸软、碾碎),大枣14枚,甘草20g,共煮1h,去甘草,喝汤食枣。用于心脾不足之郁病。

(2)鲜百合50g,加蜂蜜1～2匙拌合,蒸熟,不拘时服之。

(3)新鲜鸡蛋黄 2 枚,灯心草 9g,朱砂 3g(研粉)。先将灯心草加水 100mL,文火煎 30min,去渣入碗,加蛋黄及朱砂粉拌匀,隔水蒸后服用,每晚 1 次,7 次为 1 疗程。用于心肾不交之心烦、抑郁、失眠等症。

第二节　汗证

汗证是以全身或局部非正常出汗为主症。多因阴阳失调,营卫失和,致腠理开阖失常,津液外泄而成。本节讨论常见的自汗、盗汗、黄汗。西医学的甲状腺功能亢进,自主神经功能紊乱,风湿热,结核病等所致自汗,可按本病进行辨证论治。

一、病因病机

病理性出汗的原因,主要有肺气不足,营卫不和,阴虚火旺,邪热郁蒸。久病体虚,耗伤肺气,或表虚受风,营卫不和,卫外不固,腠理不密;烦劳过度、亡血失精,或邪热耗阴,阴精不足,虚火内生;内伤七情,肝郁化火,或嗜食辛辣,湿热内盛,邪热内郁,热迫液泄。故阴阳失调,腠理不固,营卫不和是汗证的主要病机。

二、诊断与鉴别诊断

1.诊断依据

(1)不因外界环境影响,在头面、颈胸、四肢及全身出汗。

(2)白昼汗出,动则益甚为自汗;睡眠过程中汗出溱溱,醒后汗止者为盗汗;汗出色黄,染衣服着色者为黄汗。

(3)必要时做 X 线胸部摄片,痰涂片找抗酸杆菌以及做抗链球菌溶血素"O"、红细胞沉降率、黏蛋白、TT_3、TT_4、FT_3、FT_4 基础代谢率等检查以排除肺结核、风湿热、甲状腺功能亢进症等。

2.鉴别要点

(1)脱汗:发生于病情危重之时,正气欲脱,阳气不敛阴,表现为大汗淋漓,汗出如珠,常伴有声低息短,精神疲惫,四肢厥冷,脉微欲绝或散大无力等。

(2)战汗:发生于急性热病过程中,表现为突然全身战栗,汗出。

三、辨证论治

1.辨证要点

(1)辨病性:汗证多属虚证,自汗多属气虚;盗汗多属阴虚内热;黄汗多属湿热郁蒸。

(2)辨汗出特征:自汗不问朝夕,动或不动,醒时汗出;盗汗为寐中汗出,醒来自止;黄汗则以汗出色黄,染衣着色为特点。

2.治疗原则

虚证应益气养阴,固表敛汗,调和营卫;实证当清肝泄热,化湿和营;虚实夹杂者,则根据虚实的主次而适当兼顾。

3.分证论治

(1)肺卫不固

主症:汗出恶风,稍劳尤甚,易于感冒,体倦乏力,面色少华;苔薄白,脉细弱。

治法:益气固表。

方药:玉屏风散加减。黄芪30g,白术12g,防风6g。

(2)营卫不和

主症:汗出恶风,周身酸楚,时寒时热,或表现半身、局部出汗;苔薄白,脉缓。

治法:调和营卫。

方药:桂枝汤加减。桂枝10g,白芍20g,甘草6g,生姜6g,大枣10g。

(3)阴虚火旺

主症:夜寐盗汗,或有自汗,五心烦热,或兼午后潮热,两颧色红,口渴;舌红少苔,脉细数。

治法:滋阴降火。

方药:当归六黄汤加减。当归10g,生地黄10g,熟地黄10g,黄芩5g,黄连5g,黄柏5g,黄芪10g。

(4)邪热郁蒸

主症:蒸蒸汗出,汗易染衣,面赤烘热,烦躁口苦,小便色黄;苔薄黄,脉弦数。

治法:清肝泄热,化湿和营。

方药:龙胆泻肝汤加减,龙胆草10g,栀子10g,黄芩10g,柴胡6g,生地黄10g,车前子10g,泽泻10g,木通5g,甘草3g,当归10g。

4.单验方

(1)冬桑叶末6g,温米汤调和,空腹服用。用治汗出较多者。

(2)麦冬、乌梅、五味子各10~15g,大枣10~20枚,水煎服,每日1~2剂,分次服。用于阴虚盗汗。

(3)柴胡、胡黄连各等分,研末冲服。每次3~5g,每日2次。用于阴虚盗汗。

(4)仙鹤草30g,红枣15g,煎服。用于盗汗。

5.外治方

(1)止汗扑粉方：煅牡蛎 50g,滑石 90g,麻黄根 15g,公丁香 30g,净松香 60g,共研细末,以绢包 15g,扑汗处,汗止为度。

(2)红粉方：麻黄根、煅牡蛎各 50g,赤石脂、龙骨各 25g,共研细末,以绢包扑用。

(3)轻粉方：川芎、白芷、藁本各 30g,米粉 90g,共为末,用绵包裹,扑于身上。

(4)外敷方：五倍子、白矾各等分为末,以温水调湿填脐中,外用纱布固定,隔日取之。用于盗汗。

(5)煅龙骨、煅牡蛎各 60g,五倍子、五味子各 15g,研为细粉,擦身止汗。

四、预防

注意锻炼身体,保持心情舒畅,避免汗出当风或汗出为寒湿所侵,以保证机体气血阴阳调和,腠理固密,防止汗出发生。

第三节   消渴

消渴是因五脏禀赋脆弱,复加情志失调,饮食不节等诱因导致的脏腑阴虚燥热,气阴两虚,津液输布失常的一种疾病。临床以烦渴、多饮、多食、多尿、疲乏消瘦为典型症状。本病患者以中老年居多,病情严重者可并发心痛、眩晕、中风、麻木、痈疽等病证。西医学的 1 型糖尿病、2 型糖尿病和妊娠期糖尿病及其他特殊类型糖尿病,可按本病辨证论治。

一、病因病机

消渴病因复杂,但主要是由于素体阴虚、饮食不节,复因情志失调,劳欲过度所致。本病病机主要是阴虚燥热,以阴虚为本,燥热为标。燥热与阴虚互为因果,燥热越盛则阴越虚,阴越虚则燥热越甚。若本病迁延不愈,阴伤气耗,可见气阴两虚,继而阴伤及阳,阴阳两虚。燥热耗灼阴血还可形成瘀血等证。病变脏腑主要在肺、胃(脾)、肾,而以肾为本。

二、诊断与鉴别诊断

1.诊断依据

(1)隐匿起病,进展缓慢,以中老年人居多,或有家族史。

（2）多饮、多食、多尿、消瘦无力。

（3）空腹血浆葡萄糖≥7.0mmol/L（126mg/dL），和（或）食糖后 2h 血浆葡萄糖≥11.1mmol/L（200mg/dL）。

2.鉴别要点

（1）渴病（尿崩症）：多奇渴狂饮，饮水不止，一日断水可死亡；尿量多，24h 排尿量少者 2.5L，多者在达 10L 以上；尿清如水，水比重在 1.010 以下，尿糖阴性。以上特点与消渴病不同。

（2）瘿气：以多食善饥，形体消瘦，烦躁易怒，畏热多汗，心慌，脉数为主症，可见眼突，颈部肿大等。一般无多饮，多尿及尿甜，尿糖阴性，血糖不高，TT_3、TT_4、FT_3、FT_4 增高等。

三、辨证论治

1.辨证要点

（1）辨部位：消渴病的三多症状，往往同时并在，但根据其表现程度上的轻重不同，而有上、中、下三消之分，有肺燥、胃热、肾虚之别。

（2）辨标本：本病以阴虚为本，燥热为标，一般初病多以燥热为主，日久则以阴虚为主。

（3）本病与并发症的关系，一般以本证为主，并发症为次。

2.分证论治

清热润燥、养阴生津为本病的治疗大法。

（1）燥热伤肺

主症：口干舌燥，烦渴多饮，尿频量多，气短乏力，神倦自汗；舌红苔黄，脉洪数。

治法：清热益阴。

方药：清燥救肺汤加减。药用桑叶 10g，生石膏 30g，胡麻仁 10g，阿胶 10g，麦冬 15g，杏仁 10g，枇杷叶 10g，人参 10g，甘草 6g。

（2）肺胃燥热

主症：烦渴多饮，消谷善饥，尿频量多，尿浊色黄，呼出气热；舌苔黄燥，脉洪大。

治法：清热生津。

方药：白虎加人参汤加减。药用生石膏 30～50g，知母 10g，人参 10g，粳米 10g，炙甘草 6g。

（3）脾胃气虚

主症：口渴欲饮，纳少便溏，神靡倦怠，消瘦乏力；舌淡苔白，脉细弱。

治法:健脾益气。

方药:七味白术散加减。药用人参 10g,炒白术 12g,茯苓 15g,木香 6g,葛根 30g,生甘草 6g。

(4)湿热中阻

主症:口渴而不多饮,似饥而不欲多食,口苦黏腻,脘腹满闷;苔黄厚腻,脉濡缓。

治法:清热化湿。

方药:黄芩滑石汤加减。药用黄芩 10g,滑石 10g,茯苓 15g,猪苓 10g,通草 3g,大腹皮 6g,白豆蔻仁 6g。

(5)肠燥伤阴

主症:多食易饥,口渴引饮,大便燥结;舌红少津,苔黄干燥,脉实有力。

治法:滋阴通腑。

方药:增液承气汤加减。药用玄参 10g,麦冬 15g,生地黄 15g,生大黄 6g,芒硝 6g。

(6)肝肾阴虚

主症:尿频量多,浊稠如膏,腰膝酸软,目干而眩,耳鸣重听,肌肤干燥,多梦遗精;舌红少苔,脉细数。

治法:滋补肝肾。

方药:六味地黄丸。药用熟地黄 12g,山茱萸 10g,山药 15g,茯苓 10g,泽泻 10g,牡丹皮 6g。

(7)阴阳两虚

主症:饮多溲多,尿频浊稠,咽干舌燥,面容憔悴,黧黑无华,畏寒肢冷,四末欠温,手足心热,或阳痿早泄;舌质淡苔薄,脉沉细弱。

治法:养阴温阳。

方药:金匮肾气丸。药用熟地黄 10g,山茱萸 10g,山药 10g,茯苓 10g,泽泻 6g,牡丹皮 6g,熟附子 10g,肉桂 6g。

3.单验方

(1)黄连、瓜蒌根各 250g,二者研末,鲜地黄汁为丸如梧桐子大,每次以牛乳送服 50 丸,每日 2 次。治肺胃燥热的消渴证。

(2)山药、天花粉各 250g,略炒香,研细和匀,分 30 包,每次 1 包,开水调服。治脾胃气虚的消渴证。

(3)蚕茧壳 10 只,山药 30g,玉米须、知母、地骨皮各 15g,水煎服,每日 1 剂,可长期服。用于脾胃气虚的消渴证。

4.针灸疗法

主穴胰俞。配穴：肺燥津亏(上消)者加肺俞、心俞、太渊、少府、廉泉穴；胃热津伤者加中脘、脾俞、胃俞、内庭、三阴交穴；肾阴亏虚(下消)者加肾俞、肝俞、太溪、太冲穴。多用补法，勿灸。耳针疗法取胰、胆、内分泌、皮质下为主穴。

5.推拿治疗

患者俯卧位，医者站立，以掌直推，由背部起手。以一指禅推背部膀胱经第一侧线，重点是胰、肝俞、脾俞、胃俞、肾俞、命门和局部阿是穴。患者改仰卧位，一指禅推腹部中脘、气海、关元穴，再直推、分推腹部。配合按揉四肢穴位如曲池、内关、合谷、三阴交等。

四、预防

对有消渴病家族史患者应注意早期防治。避免过食油腻及饮酒过度，养成有规律的生活习惯，劳逸结合，积极适当地参加体育锻炼，增强体质，这些均为预防消渴病发生发展的有力措施。

参考文献

[1]李元文.中医皮肤科临证必要[M].北京:人民军医出版社,2014.

[2]陈可冀.中西医结合思考与实践[M].北京:人民卫生出版社,2013.

[3]徐新献,王志坦.中西医结合内科手册[M].成都:四川科学技术出版社,2014.

[4]江杨清.中西医结合临床内科学[M].北京:人民卫生出版社,2012.

[5]王松龄,张社峰,李彦生.中风相关病证中西医结合特色治疗[M].北京:人民卫生出版社,2015.

[6]阎小萍,张烜,翁习生.常见风湿病及相关骨科疾病中西医结合诊治[M].北京:人民卫生出版社,2015.

[7]林洪生.恶性肿瘤中医诊疗指南[M].北京:人民军医出版社,2014.

[8]陆付耳.中医临床诊疗指南[M].北京:科学出版社,2016.

[9]屠佑堂.中医实用诊疗大全[M].武汉:湖北科学技术出版社,2013.

[10]沈元良.实用中医师诊疗手册[M].北京:金盾出版社,2013.

[11]周仲瑛,薛博瑜,王国辰.实用中医内科学[M].北京:中国中医药出版社,2012.

[12]罗仁,曹文富.中医内科学[M].北京:科学出版社,2016.

[13]程丑夫.中医内科临证诀要[M].长沙:湖南科学技术出版社,2015.

[14]冯先波.中医内科鉴别诊断要点[M].北京:中国中医药出版社,2014.

[15]田德禄,蔡淦.中医内科学[M].2版.上海:上海科学技术出版社,2013.